AF384361

Dʳ Léon HEURAUX

Médecin stagiaire au Val-de-Grâce.

COCAÏNE ET STOVAÏNE

en Ophtalmologie

LEURS INDICATIONS PARTICULIÈRES

IMP. RÉUNIES
LYON

COCAÏNE ET STOVAÏNE

EN OPHTALMOLOGIE

LEURS INDICATIONS PARTICULIÈRES

BIBLIOTHÈQUE NATIONALE — IMPRIMÉS

8ª Te 69
689

COCAÏNE et STOVAÏNE

EN OPHTALMOLOGIE

LEURS INDICATIONS PARTICULIÈRES

PAR

Le Dr Léon HEURAUX

MÉDECIN STAGIAIRE AU VAL-DE-GRACE

LYON

IMPRIMERIES RÉUNIES

ANCIENNES MAISONS

DELAROCHE ET SCHNEIDER

8, RUE RACHAIS, 8

BUREAUX } 85, rue de la République,
9, quai de l'Hôpital.

1906

A MA GRAND'MÈRE

A MON PÈRE

Témoignage bien faible de ma
reconnaissance.

A MA MÈRE

Je dédie ce travail en souvenir
de tout ce qu'elle a fait pour
moi.

A MON FRÈRE PIERRE

A mon Président de Thèse

Monsieur le Professeur SOULIER

PROFESSEUR DE THÉRAPEUTIQUE A LA FACULTÉ DE MÉDECINE
MÉDECIN HONORAIRE DES HÔPITAUX

> Il m'a guidé de ses conseils mûris
> par une longue expérience. En
> acceptant la présidence de cette
> thèse, il a ajouté un titre de plus
> à ma reconnaissance. Je suis heu-
> reux de lui adresser ici mes
> respectueux et sincères remercie-
> ments.

A Monsieur le Professeur ROLLET

PROFESSEUR DE CLINIQUE OPHTALMOLOGIQUE
CHIRURGIEN DES HÔPITAUX

A Monsieur le Professeur agrégé PIC

MÉDECIN DES HÔPITAUX

A Monsieur le Professeur agrégé SAMBUC

A Monsieur le Docteur PETITJEAN

A TOUS CEUX QUI FURENT MES MAITRES

INTRODUCTION

C'est en ophtalmologie et sous les auspices de Koller que la cocaïne servit pour la première fois comme anesthésique local. Les bons résultats que celui-ci avait obtenus et dont il fit part au Congrès de Heidelberg en 1884, encouragèrent ses contemporains à essayer la nouvelle propriété de cette substance qui n'avait eu, jusque-là, dans la thérapeutique, qu'un rôle effacé.

Depuis, la cocaïne a préoccupé l'opinion du monde médical. A côté de défenseurs acharnés la considérant comme un anesthésique local incomparable, elle a trouvé des détracteurs implacables, la dénonçant comme un produit perfide, dangereux, difficile à manier. Aussi, de nombreux succédanés ont été proposés pour la remplacer, qui tous au bout d'un temps plus ou moins long sont tombés dans l'oubli.

Le professeur Soulier, dans un cours magistral, nous en a fait une esquisse intéressante, et le professeur Rollet, dans une leçon remarquablement documentée, s'occupant plus spécialement des succédanés de la cocaïne usités en chirurgie oculaire, nous a démontré que si tous étaient moins toxiques que la cocaïne, presque tous étaient peu maniables, soit à cause de leur insolubilité comme l'orthoforme, de leur peu d'action analgésique sur les tissus comme l'eucaïne B et la tropacocaïne, ou de leur pouvoir irritant à l'instar de l'holocaïne et de l'eucaïne A.

Trouver une substance à la fois puissant anesthésique et toxique très faible était, somme toute, l'idéal des novateurs, quand, en 1903, Fourneau présenta à l'Académie des sciences la stovaïne.

La physiologie de ce nouveau corps fut faite par Billon, sa pharmaco-dynamie par Pouchet, le professeur de Lapersonne le premier l'expérimenta en ophtalmologie et ce fut Reclus qui, avec une autorité et une compétence sans égale, l'essaya en chirurgie.

Depuis lors, de nombreuses études ont été faites sur la stovaïne qui a été jugée par certains capable de se substituer partout et toujours à la cocaïne.

Nous bornant à l'emploi de ce nouveau succédané en chirurgie oculaire, nous ne voulons pas partager cet optimisme : la cocaïne a déjà rendu tant de services aux ophtalmologistes en particulier, qu'on ne pourrait songer à la remplacer et à la supprimer définitivement. Mais ce serait, pensons-nous, une erreur et tomber dans l'excès opposé de rejeter de prime abord la stovaïne. Répétons-le, en effet, avec Dujardin-Beaumetz : « Le médecin doit accueillir avec empressement et étudier avec constance les nouveaux remèdes, pour être armé contre la souffrance ; car, selon l'expression d'Hippocrate, soulager la douleur est une œuvre divine. »

Aussi, nous proposons-nous d'étudier si, dans des cas particuliers, la stovaïne n'atteint pas mieux le but cherché que la cocaïne et pour cela, nous ferons dans une *première partie* une étude analytique comparée de ces deux substances, au point de vue de la chimie et de la physiologie générales.

Dans une *deuxième partie* nous rechercherons quelles sont leurs actions sur l'appareil de la vision et leur efficacité au point de vue opératoire.

Enfin, dans une *troisième partie*, nous terminerons en disant quelles peuvent être, selon nous, leurs indications respectives.

Au début de ce travail, c'est pour moi un devoir de remercier tous ceux qui m'ont témoigné de l'intérêt en particulier pendant mes années d'études médicales

Ma reconnaissance va d'abord à ma tante à mes cousins. Chaque dimanche, j'ai oublié auprès d'eux les soucis de la veille et les difficultés du lendemain ; la distance et le temps qui me séparaient de ma famille m'ont semblé moins durs à subir. Leurs encouragements et les conseils de mon cousin, M. Trunck, m'ont toujours été précieux.

A l'École du Service de Santé, je prie M. le médecin-inspecteur Vaillard de croire à ma respectueuse gratitude pour sa bienveillance à mon égard. Je remercie mes maîtres militaires de leur enseignement et M. le médecin-major Boisson des soins que dernièrement encore il m'a prodigués.

Que tous mes amis, en particulier les docteurs Duclaux, Heyraud et Jandot, dit Daujou, soient assurés de ma vive affection pour la sympathie dont ils m'ont donné des preuves constantes.

Le 18 décembre 1906.

L. H.

PREMIÈRE PARTIE

CHAPITRE PREMIER

ÉTUDE CHIMIQUE ET PHYSIQUE

La cocaïne présente à étudier dans sa constitution chimique :

1° Une fonction aminée tertiaire.

2° Une fonction alcool éthérifiée par l'acide benzoïque.

3° Une fonction acide éthérifiée par l'acide méthylique.

C'est un éther benzoïque et méthylique à la fois d'une base un peu plus simple, l'ecgonine.

Voici les formules de l'ecgonine et de la cocaïne :

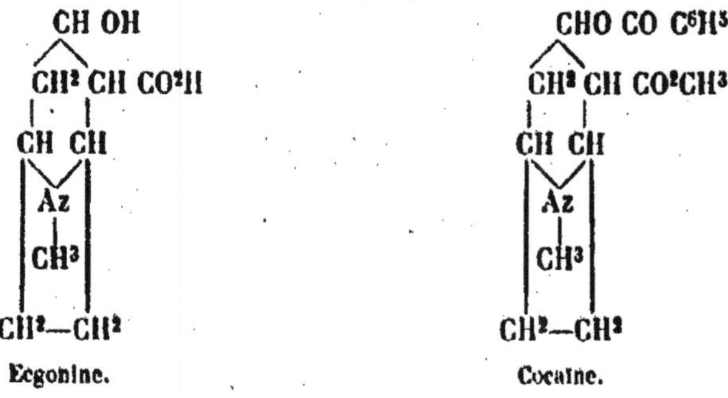

— 8 —

Aidé par le physiologiste, le chimiste essayant de
mettre en évidence les propriétés inhérentes à chaque
fonction, arrive pour la cocaïne aux déductions suivantes :

La fonction aminée faisant partie d'un noyau pipéridinique (Wilstœter) donne une toxicité très grande à
la molécule.

Le choix de l'acide éthérifiant la fonction alcool de
l'ecgonine a une grande influence sur les propriétés
physiologiques de la molécule. Si on remplace l'acide
benzoïque $C^6H^5CO\,OH$ par un acide gras, elle perd en
effet ses propriétés anesthésiques, ce qui d'ailleurs est
conforme aux conclusions de Filehne (1).

Pour obtenir un corps moins toxique que la cocaïne,
mais se rapprochant dans la mesure du possible du pouvoir anesthésique de cette dernière, il fallait donc supprimer le noyau pipéridinique, maintenir la fonction
alcool et son éthérification par l'acide benzoïque, puis
leur trouver un support azoté inoffensif.

Après de patientes recherches, Fourneau aidé par
Billon eut le mérite de trouver ce corps, d'en construire
pièce par pièce la molécule.

Il prépara un grand nombre d'amino-alcools, corps
assez difficiles à obtenir et auxquels on ne soupçonnait
pas un pouvoir physiologique quelconque.

Parmi ceux-ci, Fourneau fixa son attention sur les
amino-alcools à fonction alcoolique tertiaire dont les
éthers benzoïques lui fournirent toute une série de

____

(1) De l'action anesthésique locale des dérivés du benzolle.
Filehne : *Berl. kl. Wochenschrift*, 1887, n° 7.

corps cristallisables doués de propriétés anesthésiques locales remarquables. Leur schéma est le suivant :

$$R \begin{cases} CH^3 \\ CO\,CO\,C^6H^5 \\ CH^2 — Az \begin{cases} CH^3 \\ CH^3 \end{cases} \end{cases}$$

R, radical variable peut être l'un quelconque de ceux-ci : éthyl, amyl, phényl.

Fourneau préféra aux autres celui des dérivés qui contient le radical éthyl et dont la combinaison chlorhydrique fut appelée commercialement : la stovaïne.

Elle répond à la formule

$$CH^3 — CH^2 — CO\,CO\,C^6H^5 \begin{cases} CH^3 \\ CH^2 — Az \begin{cases} CH^3 \\ CH^3\ HCl \end{cases} \end{cases}$$

qui se lit : chlorhydrate du diméthylamino-diméthyléthylbenzoylcarbinol (dans la nomenclature de Kolbe) (1).

La préparation de la stovaïne se fait synthétiquement : le diméthylamino-acétone est traité par le bromure d'éthylmagnésium d'après la méthode de Grignard. Ce produit obtenu, qui est le diméthyl-aminopentanol, est éthérifié par le chlorure de benzoyl, on a la stovaïne.

Propriétés physiques : Elle cristallise en petites lamelles brillantes, très semblables au chlorhydrate de cocaïne.

Son odeur est plutôt désagréable.

____

(1) D'après la nomenclature de Ladenburg, la stovaïne s'appelle aussi chlorhydrate de l'amyléine $\alpha\ \beta$.

Posée sur la langue, même en faible quantité, elle provoque une saveur amère, puis au bout de trente secondes, une anesthésie d'assez longue durée.

D'après Billon, son point de fusion est à 175°.

Sa solubilité dans l'eau est très grande, faible dans l'alcool, nulle dans l'acétone.

Les solutions aqueuses sont stérilisables par la chaleur ; elle supporte facilement une chauffe de 115° pendant 20 minutes.

Grâce à cette remarquable stabilité, la stérilisation peut ainsi être absolue. C'est un avantage important au point de vue chirurgical que la stovaïne a sur la cocaïne. Celle-ci en solution dans l'eau, à partir de 100°, se décompose partiellement et perd ses propriétés anesthésiques. Aussi doit-on recourir pour sa stérilisation au chauffage discontinu suivant la méthode de Tyndall, à la filtration sur bougie de porcelaine ou d'amiante, à la stérilisation en tubes scellés à la lampe (1).

Propriétés chimiques : Les solutions aqueuses de stovaïne précipitent par les réactifs généraux des alcaloïdes.

Elles rougissent faiblement la teinture de tournesol.

On peut distinguer facilement la cocaïne et la stovaïne. On prend quelques centigrammes du corps à analyser que l'on met dans un tube à essais. On verse quelques gouttes d'acide sulfurique concentré jusqu'à

______

(1) La stérilisation de la cocaïne a fait l'objet de nombreux travaux. Un article de Tuffier (*Presse médicale*, 1901, p. 81-83) résume les principales méthodes.

dissolution de ce corps. Il se dégage de l'acide chlorhydrique. On laisse couler alors le long des parois du tube 2 à 3 cc. d'eau ; si l'on est en présence de stovaïne, on voit se séparer aussitôt de l'acide benzoïque. Cette réaction est négative avec la cocaïne.

La stovaïne est très sensible à l'action des alcalis. Il est donc rationnel, si l'on tient compte de l'alcalinité des larmes, qui bien que faible, peut être variable suivant les individus, de faire des collyres à l'eau boriquée.

De même, il est indiqué, après stérilisation des seringues et aiguilles dans une eau contenant du borate de soude, de nettoyer ces instruments en les laissant tremper quelque temps dans l'eau pure stérilisée, car autrement la stovaïne, entrant en contact avec le borate de soude, précipiterait.

CHAPITRE II

ÉTUDE PHYSIOLOGIQUE GÉNÉRALE

I. — ACTION IN LOCO.

1° *Action cellulaire générale.* — C'est une utopie de croire qu'un corps peut être à la fois anesthésique et dépourvu de toxicité.

Une substance destinée à supprimer une fonction aussi importante que la sensibilité possède forcément sur la cellule vivante une action modificatrice susceptible de devenir très nocive et parfois mortelle pour cette cellule. Aussi comme la cocaïne, la stovaïne mise au contact d'une cellule vivante lui fait perdre temporairement ses propriétés biologiques et tant que persiste ce contact, il y a suspension de la vitalité cellulaire. Le retour *ad integrum* ne s'opère qu'après l'élimination de la substance, mais à condition que la solution employée n'ait pas été portée à un degré trop fort.

Ce fait ne se localise pas à la cellule animale. Avec des végétaux, on peut constater que la cocaïne ou la stovaïne, mise en contact avec des semences de lentilles, peut retarder et même arrêter la germination (Mosso).

2° *Action antiseptique.* — En plus de ces propriétés, la stovaïne possède un pouvoir antiseptique remarquable, mis en évidence par Pouchet, puis par Chevallier et Piédallu, ainsi que par Dion, sous la direction du professeur Le Dantec.

Voici les résultats de leurs expériences :

Des cultures pures ont été faites, auxquelles fut ajouté du chlorhydrate d'amyléine en solution à des titres divers, suivant les espèces microbiennes considérées.

Le bacille d'Eberth meurt dans une solution à 1 °/₀; le bacterium coli ne résiste pas à une solution de 1,5 °/₀. Une solution à 0,5 tue rapidement le bacille de la diphtérie. A la dose de 4 °/₀ et après quinze heures de contact, une solution de stovaïne tue le staphylococcus pyogenes aureus.

La bactéridie charbonneuse et le bacillus subtilis sont plus résistants.

3° *Action anesthésique* : En application sur les muqueuses, en injection sous-cutanée, la stovaïne procure une anesthésie des tissus un peu moins énergique que la cocaïne. Si on soumet, chez la grenouille, un segment de nerf à l'action d'une solution de stovaïne, on peut produire la section physiologique du nerf. Si on le fait comparativement, d'un côté avec la stovaïne, de l'autre avec la cocaïne, on obtient un résultat en faveur de cette dernière (Ruthon).

II. — Action générale

1° *Toxicité*. — La cocaïne est revêtue d'un pouvoir toxique qui n'échappa point aux premiers expérimentateurs, et tour à tour Moreno y Maïz, Lossen, Hilger, l'étudièrent à ce point de vue.

Les résultats donnés par Schmitt à la Société de thérapeutique, en 1897, synthétisent les observations de ses devanciers. Pour lui, en injection dans le tissu sous-cutané, il faut, pour tuer un cobaye, 5 1/2 à 6 centigr. de cocaïne par kilogr. d'animal.

Pour tuer un lapin, il faut 12 à 13 centigr.

Les deux doses indiquées pour chaque animal expriment la différence de toxicité, suivant qu'on expérimente sur des animaux jeunes ou adultes avec une solution étendue ou concentrée.

Ainsi que nous l'avons dit déjà au chapitre précédent, Fourneau, en édifiant la molécule stovaïnique, avait eu comme objectif principal de constituer un corps moins toxique que la cocaïne. La physiologie donna raison à ses efforts.

Billon et Launoy étudièrent les premiers le degré de toxicité de la stovaïne sur le cobaye. Ils se servirent d'une solution à 1 °/₀ dans le liquide physiologique à 8,5 °/₀ de NaCl.

Voici le résultat obtenu dans plus de soixante expériences, résultat communiqué à l'Académie de médecine, le 29 mars 1904 :

Chez les animaux jeunes, dont le poids est compris entre 400 et 500 gr., l'effet mortel est obtenu avec 15 centigr. par kilogr. d'animal.

Chez les animaux plus âgés, dont le poids est compris entre 600 et 800 gr., la dose léthale est de 20 centigr. pour 100 cgr.

Pouchet, reprenant la même étude, arrrive à un résultat analogue.

« La toxicité de la stovaïne est, dit-il, beaucoup plus

faible que celle de la cocaïne. » Chez le cobaye, il l'évalue à 0 gr. 18, en employant une solution à 1 °/₀ injectée dans le péritoine. La voie péritonéale et la voie sous-cutanée ne font pas, on le voit, varier l'évaluation de la toxicité stovaïnique.

Pour établir un parallèle aussi exact que possible entre les deux anesthésiques, Billon et Pouchet d'abord, et de Lapersonne ensuite, expérimentèrent sur des animaux de même poids, de même âge, soumis à un régime identique. Ils se servirent principalement du cobaye, qui réagit très vite aux fortes doses de stovaïne et de cocaïne, à l'inverse du lapin, qui est plus résistant.

Premier groupe d'expériences sur le cobaye :

a) Injections intrapéritonéales.

Cobaye n° 1, de 640 gr., reçoit 3 cc. 1/2 de solution de cocaïne à 1 °/₀ (soit 0 gr. 0547 par kilogr.). L'injection est faite à 5 h. 57, l'animal meurt à 6 h. 16.

Cobaye n° 2, de 620 gr., reçoit 7 cc. de solution de stovaïne à 1 °/₀ (soit 0 gr. 113 par kilogr.). L'injection est faite à 6 h. 14, l'animal présente différents accidents; à 7 h. 25 il commence à marcher; il survit.

b) Injections intramusculaires.

Cobaye n° 3 de 480 gr. reçoit 2 cc. de solution de cocaïne à 1 °/₀ (soit 0 gr. 05 par kilogr.). L'animal meurt un quart d'heure après l'injection.

Cobaye n° 4 de 390 gr. reçoit 3 cc. 5 de solution de stovaïne à 1 °/₀ (soit 0 gr. 09 par kilogr.). Après une demi-heure d'accidents variés l'animal se meurt.

Deuxième groupe d'expériences sur le lapin :

Lapin n° 1 de 2 kilogr. 100. Injection d'une solution

de cocaïne à 1 °/₀ par voie intraveineuse. Chaque cinq minutes, on injecte 2 cc. La mort survient au bout de cinq injections.

Lapin n° 2 de 2 kilogr. Injection d'une solution de stovaïne à 1 °/₀, par voie intraveineuse. Chaque cinq minutes on injecte 2 cc. L'animal survit à l'injection de 20 cc.

Chez le chien, les résultats obtenus montrent aussi la moindre toxicité de la stovaïne (Nicolas Piédallu).

Si l'on compare ces multiples expériences, sur lesquelles nous avons cru devoir insister, si l'on se reporte à celles qui ont été faites séparément pour la stovaïne et la cocaïne sur des animaux de poids quelconque, puis sur des animaux aussi semblables que possible, on tire cette conclusion que la stovaïne est beaucoup moins toxique que la cocaïne et que le rapport de la toxicité de ces deux substances se trouve sensiblement compris entre 1/2 et 1/3.

Pratiquement, on peut admettre avec les auteurs cités plus haut que pour les doses léthales, la cocaïne est deux fois plus toxique que la stovaïne. Mais, si au lieu de la dose mortelle, on ne considère que la quantité minima susceptible de produire des symptômes d'intoxication, celles-ci sera représentée par 1 pour la cocaïne et par 3 pour la stovaïne.

Aussi le professeur Reclus déclare que dans les interventions pratiquées à l'aide de ce dernier produit, il est devenu beaucoup plus prodigue dans les injections, sans que pour cela il en soit résulté le moindre incident.

Il insiste pourtant sur ce fait que les solutions employées lui donnent d'autant plus de sécurité que leur titre est plus faible. Depuis longtemps il avait fait la même remarque au sujet de la cocaïne.

Nous croyons volontiers ce savant maître, car dans une expérience que nous avons faite sur un chien de 6 kilogr., nous avons vu la mort de l'animal survenir après deux injections très lentes et espacées, la première de 10 cc., la deuxième de 20 cc. d'une solution de stovaïne au titre de 2 %. La minime quantité de 10 centigr. par kilogr. a, dans ce cas, suffit à tuer l'animal alors qu'en solution à 1 %, une dose dix fois plus forte, n'a que des effets transitoires.

Symptômes d'intoxication expérimentale.

Système nerveux central : Les phénomènes montrant l'action du système nerveux central à la suite de l'injection forte de stovaïne ne diffèrent pas essentiellement de ceux que produit la cocaïne. Nous nous en sommes assuré dans plusieurs expériences.

Chez le lapin et chez le chien, on peut distinguer une période d'agitation, une période de convulsions, une période de paralysie.

La première se traduit par de l'agitation, des mouvements désordonnés simulant le vomissement, de l'hyperexcitabilité réflexe prononcée, de la dilatation pupillaire. Brusquement, après un court moment d'immobilité pendant lequel il demeure inquiet, étonné, l'animal se raidit et la période convulsive éclate.

Ce sont d'abord des convulsions cloniques, débutant par les muscles de la tête, du cou, des mâchoires, pour

BIBLIOTHÈQUE NATIONALE

2 me

se généraliser à tout le corps, puis des convulsions toniques avec opisthotonos et contractures accompagnées de tremblement. Chez le chien, la salivation est à ce moment abondante, très spumeuse.

Cette crise cesse au bout de deux ou trois minutes ; l'animal présente une parésie des membres postérieurs avec incoordination motrice et peu à peu s'établit la phase paralytique : c'est une paralysie complète, avec abolition des réflexes, refroidissement, ralentissement du cœur et si la dose mortelle a été atteinte, l'animal succombe à une paralysie respiratoire.

Parfois cette phase manque ; l'animal reste en proie à des convulsions à type strychniques avec trismus, opisthotonos et contracture. Il meurt à la suite de secousses généralisées, se succédant presque sans interruption, la respiration s'arrêtant au milieu de la crise convulsive.

Outre ces phénomènes observés, qui indiquent une participation active du système nerveux central : bulbe, cervelet, moelle, on en peut relever d'autres intéressant le système nerveux périphérique et la température.

Système nerveux périphérique. — La sensibilité disparaît rapidement avec des doses toxiques de stovaïne, cependant les réflexes cornéen, anal et abdominal sont conservés. L'excitabilité des nerfs moteurs diminue d'abord, puis devient nulle.

Température. — Quant à la température, de nombreuses mensurations thermométriques effectuées au cours des expériences montrent que dans les intoxications faibles, la température se maintient normale.

A dose fortement toxique, la stovaïne produit toujours de l'abaissement thermique central, à l'inverse de la cocaïne.

Elle se différencie encore de la cocaïne par la vasodilatation périphérique, qui est manifeste au moment de l'injection. Nous y reviendrons plus tard.

Cocaïnisme.— Il nous semble nécessaire de parler ici des accidents nombreux causés par la cocaïne au cours de son emploi thérapeutique. Nous les mettrons en parallèle avec ceux qui ont été imputés à la stovaïne.

Depuis longtemps, Reclus l'a proclamé : « la cocaïne est un poison et un poison dangereux ». D'autre part, Pouchet écrit : « La cocaïne est un vrai poison protoplasmique » et Dastre s'exprime ainsi : « La cocaïne est un poison universel, elle agit sur les éléments pour les exciter d'abord, les paralyser ensuite. »

Dans sa thèse, Fontan a rapporté une quarantaine de cas d'intoxication survenus au cours d'opérations faites à l'aide de la cocaïne; le plus grand nombre se sont terminés par la mort, en particulier ceux qui se sont produits au cours d'interventions sur la tête. Et pourtant la prudence et l'expérience des praticiens qui ont eu la responsabilité de ces accidents doivent être mises hors de doute.

C'est que, vis-à-vis de l'organisme, la cocaïne semble présenter des réactions idiosyncrasiques inattendues, ce qui faisait dire à Mattison que « la dose ordinaire à laquelle la cocaïne est administrée suffit dans certains cas à donner la mort » et ce qui amenait le professeur Soulier à ranger ce médicament parmi les « propulseurs ».

Il nous a paru utile pour notre sujet de rechercher si en instillations dans l'œil, la cocaïne avait occasionné quelques méfaits. Gayet dans sa longue carrière n'a eu à constater aucun accident.

Le professeur Rollet nous a dit n'avoir jamais eu la moindre alerte. Rohmer, de Nancy, a rapporté deux cas de syncope consécutive à l'instillation de quelques gouttes de cocaïne chez la même personne sans qu'il soit possible de faire entrer en cause l'émotivité particulière du malade. Le professeur Soulier nous a raconté un fait analogue.

En cherchant dans la littérature médicale, nous avons trouvé deux cas mortels signalés l'un par Bottard l'autre par Bribosia.

Cas de Bottard (résumé). — *Normandie médicale*, 1887, p. 300.

M ..., 60 ans, entre à l'hospice général du Havre pour cataracte double.

On lui fait une première opération sur l'œil droit après anesthésie à la cocaïne. Aucun accident.

Douze jours plus tard, anesthésie de l'œil gauche (collyre à 2 %, trois instillations à cinq minutes d'intervalle). M... se met subitement à râler.

Le pouls se ralentit. La respiration se fait lente et courte. Mort malgré la faradisation et la respiration artificielle.

A la nécropsie on constata une hémorragie considérable siégeant dans l'aqueduc de Sylvius et le quatrième ventricule.

Cas de Bribosia. — *Belgique médicale*, sept. 1896.

Il s'agit d'une femme de 72 ans. Instillation de cocaïne avant une opération de cataracte ; la dose n'est pas déterminée. La mort survient en quelques minutes au milieu de convulsions.

Nous rapportons ces faits et sans leur attacher plus d'importance qu'il ne convient, il faut admettre cependant, que même les instillations de cocaïne ne sont pas aussi inoffensives qu'on pourrait le croire, et que là encore la prudence doit diriger l'opérateur.

Tout anesthésique nouveau qui veut se substituer à un ancien doit prouver par son usage qu'il est moins meurtrier, c'est le cas de la stovaïne. Moins toxique que la cocaïne, elle hérita en plus de la technique de sa devancière; elle trouva à sa naissance un manuel opératoire d'une rigoureuse précision qui rend toute catastrophe improbable. Aussi n'avons-nous à lui faire grief que d'un seul cas de mort survenu chez une femme de 52 ans, et encore l'autopsie fit-elle naître des doutes dans l'esprit de Chaput sur le mécanisme exact de la mort. Les Allemands ont signalé un cas de gangrène survenu après injection de stovaïne, mais il semble rationnel d'incriminer ici un manque d'asepsie.

2° *Action sur la circulation.* — Nous avons insisté précédemment sur la différence de toxicité entre la stovaïne et la cocaïne, il nous a semblé non moins instructif de mettre en relief leurs effets dissemblables sur le système circulatoire, point qui est demeuré litigieux.

a) Cœur. — L'action de la *cocaïne* sur le cœur a été interprétée d'une façon différente, souvent même opposée, par ceux qui s'en sont occupés. Ceci tient à ce que les observateurs ne se sont pas placés dans des conditions analogues.

Dalphin, qui a repris cette question dans sa thèse

inspirée par le professeur Morat, arrive à cette conclusion, que la cocaïne excite le système circulatoire, ralentit le cœur chez les grenouilles et les animaux à sang froid, mais l'accélère chez le chien et chez l'homme, probablement en paralysant les vagues.

A doses plus fortes, elle crée des troubles cardiaques, ralentit le cœur, produit une ataxie cardiaque complète à laquelle succède enfin un arrêt définitif du cœur en diastole.

b) VAISSEAUX. — Son action sur les vaisseaux est beaucoup plus importante, à cause des conséquences pratiques qui en découlent.

La cocaïne, en effet, élève la pression sanguine, elle provoque de la vaso-constriction. Celle-ci qui, *à priori*, paraît être dans la pratique un avantage (suintement sanguin moins considérable) est en réalité le phénomène qui a le plus nui à ce médicament. D'après le professeur Lépine, le premier degré d'intoxication par la cocaïne résulte d'une crampe vasculaire, d'anémie cérébrale : de là cette pâleur, cette sensation de froid et cette perte passagère de connaissance qui suivent quelquefois une injection cocaïnique. De là ces alertes causées par des doses souvent infinitésimales de cocaïne, les syncopes plus ou moins redoutables par anémie bulbaire ; de là aussi la nécessité d'opérer les malades couchés, ce qui est parfois une gêne considérable pour le chirurgien, et l'obligation d'user avec parcimonie et prudence de cet efficace, mais dangereux médicament.

a) CŒUR. — La *stovaïne* a sur le cœur une action tonique. Dans les expériences qu'il a effectuées sur les animaux, Pouchet a toujours mis, dit-il, en évidence, cette action toni-cardique. D'après lui, à la suite de l'injection de 1 à 2 cgr. de stovaïne dans les sacs lymphatiques dorsaux de la grenouille, on voit quelques minutes après l'injection le nombre des contractions cardiaques diminuer ; mais en même temps l'énergie systolique augmente.

Chez les animaux à sang chaud, immédiatement après l'injection, on voit par suite de la baisse de la pression sanguine se produire de l'accélération des battements cardiaques avec diminution de l'énergie des contractions, puis la pression remonte, le cœur revient à son rythme normal, en même temps que la systole reprend son « énergie primitive ».

Piédallu, auquel nous empruntons ce passage, n'est pas aussi affirmatif que Pouchet, pour lui en effet la stovaïne tend plutôt à être « un toni-cardiaque », quand la dose employée n'est pas toxique.

b) VAISSEAUX. — L'action de la stovaïne sur le système vasculaire a donné lieu à des opinions contradictoires.

Launoy et Billon proclamèrent les premiers que chez les animaux injectés d'emblée de dose toxiques, « il se produisait au moment de l'injection une vaso-dilatation périphérique », à l'inverse de ce qui se passe avec la cocaïne.

Pouchet n'admit pas cette vaso-dilatation : « La tension artérielle baisse, dit-il, au moment où l'on pratique chez les chiens une injection intraveineuse, mais cette pression remonte graduellement et régulièrement aussitôt pour reprendre bientôt sa valeur normale. »

Il n'y a donc d'après lui qu'une vaso-dilatation passagère. Renouvelant ses expériences, il arrive au même résultat. « Chaque fois, dit-il, que l'on pratique chez un animal, le chien par exemple, une injection intra-veineuse, on voit presque immédiatement la pression baisser de 6, 7 même 8 centimètres de Hg, suivant la dose employée ; mais, si celle-ci n'est pas d'emblée mortelle, la pression remonte progressivement en même temps que le nombre des contractions diminue. »

Dans une expérience que nous avons faite sur un chien de 8 kilogr., après injection intra-veineuse de 10 cc. d'une solution de stovaïne à 2 %, nous n'avons observé aucune baisse de la pression sanguine, et cela après deux injections espacées.

Chevalier et Piédallu signalent une diminution de la pression consécutive à l'injection, mais bientôt suivie du retour à la normale.

Quoi qu'il en soit des divers résultats obtenus par les expérimentateurs, quels que soient les avis contradictoires émis, la stovaïne doit être considérée comme un corps vaso-dilatateur lorsqu'elle est employée localement en instillations, en applications, ou en injections sous-conjonctivales et sous-cutanées.

C'est l'opinion de Reclus : « La stovaïne, dit-il, dans un rapport à l'Académie de médecine (1) est vaso-dilatatrice. Il en résulte que les vaisseaux ouverts versent sur le champ opératoire une nappe sanguine assez considérable. »

Chaput, qui a beaucoup employé la stovaïne comme

____

(1) 5 juillet 1904.

anesthésique local, dit que grâce à cette vaso-dilatation, la face des malades rougit, après l'injection, le bulbe se congestionne, ce qui fait que l'on n'observe jamais de syncopes post-opératoires.

Meyer, de Berlin, avec les rhino-laryngologistes se félicitent de trouver dans la stovaïne un analgésique qui à l'inverse de la cocaïne, produit de la vaso-dilatation, créant une augmentation en volume des cornets du nez, ce qui est plus commode pour l'opérateur. Lannois partage cette opinion.

Enfin les expériences que nous avons faites sur la conjonctive oculaire, ainsi que nous le dirons plus loin, et les opérations d'ophtalmologie, dont nous rapportons les observations, nous ont démontré d'une façon évidente le pouvoir vaso-dilatateur du chlorhydrate d'amyléine.

Il ne faut donc pas à notre avis, qui est celui du professeur Rollet, dire que l'on a attribué à la stovaïne une action dilatatrice par comparaison avec la cocaïne qui, elle, est très nettement vaso-constrictive. La stovaïne est, répétons-le, vaso-dilatatrice, c'est à cela qu'elle doit quelques-uns de ses avantages, mais c'est grâce à cela aussi qu'elle présente quelques inconvénients lorsque l'on opère avec son concours sur des territoires vasculaires.

DEUXIÈME PARTIE

Action sur l'œil.

A. — Œil normal.

Afin de procéder méthodiquement, nous allons dans un premier chapitre et pour bien la mettre en évidence, étudier l'action anesthésique de la stovaïne sur l'œil sain, puis dans un second chapitre, nous nous occuperons des effets secondaires de cet anesthésique sur l'appareil de la vision.

Comme précédemment, nous essaierons de montrer les analogies et les dissemblances qualitatives et quantitatives que la stovaïne et la cocaïne présentent, en nous appuyant sur des faits déja signalés et sur des expériences personnelles.

CHAPITRE PREMIER

—

ACTION ANESTHÉSIQUE

§ 1er. — INSTILLATIONS

a) Conjonctive et cornée. — L'action anesthésique exercée par la *cocaïne* sur la cornée et la conjonctive est chose bien connue depuis Koller. De Lapersonne, le premier, mit en évidence la même action pour la stovaïne. Mais dans cette étude comparée, deux questions se posent : quelle est la substance qui produit le plus rapidement l'anesthésie, et l'anesthésie obtenue, quelle est la plus complète et la plus durable ?

Les premiers expérimentateurs se servirent, pour la cocaïne, de solutions de titres différents. Koller adopta celle à 2 %, Kœnigstein celle à 1 %, Panas celle à 5 %. Tous reconnurent que, si l'on varie les titres des solutions, l'anesthésie est en raison directe du degré de concentration dont dépend en partie le degré d'imprégnation des tissus, mais le désaccord commence lorsqu'il s'agit de déterminer le temps nécessaire à la production de l'anesthésie avec une même solution.

Pour Koller, après une instillation de V gouttes d'une solution au 1/25, l'anesthésie survient en une minute et demie.

Panas admet que l'insensibilité de la cornée et de la conjonctive n'est complète qu'au bout de cinq minutes. Un malade de Wecker, à qui l'on avait cautérisé plusieurs fois la cornée, demandait qu'on attendît au moins trois minutes avant de recommencer l'opération.

En prenant la moyenne des faits publiés, c'est entre trois et cinq minutes qu'il faut placer le début de l'anesthésie.

Quant à sa durée, elle est avec la solution à 4°/₀ comprise entre dix et quinze minutes, après quoi la sensibilité redevient normale, mais en passant par un long stade pendant lequel elle est diminuée. Cette différence entre les chiffres extrêmes montre bien qu'il faut tenir compte de l'impressionnabilité et de l'acuité sensitive de chacun dont semble être fonction le résultat obtenu.

Pour la *stovaïne*, Mettey, préparateur de de Lapersonne, a expérimenté sur lui-même. Après instillation de quelques gouttes d'un collyre à 4 °/₀, l'anesthésie était complète au bout de deux minutes sur la conjonctive, mais il n'y avait alors que de l'hypoesthésie cornéenne qui dura peu. Au bout de six minutes, l'œil était redevenu sensible.

De l'avis de Scrini, après instillation de V gouttes d'un collyre à 4 °/₀, la sensibilité, d'abord obtuse, fait place à l'anesthésie au bout de deux à trois minutes. Celle-ci s'étend également sur la cornée, la conjonctive bulbaire et sur la conjonctive des paupières. Elle persiste huit à dix minutes, puis elle va en diminuant, et quinze minutes après l'instillation, la sensibilité semble avoir repris tous ses droits.

Si nous rapprochons les résultats obtenus pour la

cocaïne de ces derniers, nous voyons que la période d'attente préanesthésique est la même avec nos deux substances, mais la durée de l'anesthésie est en faveur de la cocaïne.

C'est l'avis de de Lapersonne lorsqu'il expérimenta sur le lapin. Si chez cet animal on instille, dans des proportions identiques, d'un côté la stovaïne, de l'autre la cocaïne, l'anesthésie est toujours « plus complète et plus durable du côté de la cocaïne ».

Afin d'avoir des conclusions s'écartant autant que possible de toute cause d'erreur, surtout en ce qui concerne l'intensité de l'anesthésie obtenue, nous avons expérimenté sur nous-même, en nous faisant instiller dans un œil de la stovaïne à 2 °/₀, dans l'autre la même quantité de cocaïne au même titre (V gouttes). Nous avons étendu notre expérience à un de nos camarades et à plusieurs malades venus à la clinique ophtalmologique.

Pour interroger l'état de sensibilité de l'œil en expérience, nous avons employé un stylet mousse et une pince et nous avons considéré l'anesthésie comme obtenue, chaque fois que le contact du stylet ne déterminait plus le réflexe cornéen et que le pincement de la conjonctive ne provoquait plus ni sensation pénible, ni spasme des paupières.

Nous avons pu de la sorte nous rendre compte que l'anesthésie due à la cocaïne et à la stovaïne, se produit quatre minutes environ après l'instillation. Elle dure dix à douze minutes avec la cocaïne, cinq à sept minutes avec la stovaïne (obs. I). Cette durée plus faible n'est pas un inconvénient sérieux ; on peut, en effet, prolonger l'anesthésie par des instillations répétées qui ne créent aucun ennui.

C'est le réflexe cornéen qui disparaît le premier avec les deux substances, prouvant ainsi une anesthésie manifeste de la cornée. La conjonctive bulbaire insensible au contact du stylet pendant toute la durée des deux anesthésies, l'est, semble-t-il, moins profondément du côté de l'œil stovaïné : si on pince, en effet, la conjonctive de cet œil, il y a un réflexe palpébral ébauché qui ne disparaît que par adjonction de quelques gouttes de stovaïne en plus, alors que, au même moment, du côté cocaïné avec l'instillation primitive, la même manœuvre ne provoque ni défense ni plainte de la part du sujet.

Nous résumerons donc les faits rapportés dans ce paragraphe, faits que nous avons multipliés à dessein, en disant : que théoriquement l'effet analgésique local de la stovaïne est inférieur en durée et en intensité à celui que donne une même dose de cocaïne, mais que ceci est négligeable en pratique : il suffit, en effet, d'instiller un peu plus de collyre à la stovaïne qu'on a coutume de le faire avec la cocaïne, il n'en résulte, d'ailleurs, ainsi que nous le verrons, aucun inconvénient au point de vue local.

b) *Couches profondes de l'œil. Action au point de vue opératoire.*— Jusqu'à présent nous n'avons tenu compte, pour juger du degré d'insensibilité obtenu par la stovaïne, que de la réaction produite au contact d'un corps mousse ou au pincement de la conjonctive ; il importe de voir comment le pouvoir anesthésique de la cocaïne, et surtout de la stovaïne, se comporte vis-à-vis des couches profondes de l'œil.

Depuis que Panas eut, un des premiers en France, expérimenté la cocaïne en ophtalmologie, tous les opérateurs se montrèrent partisans satisfaits de l'anesthésie obtenue. Aussi la cocaïne est-elle restée, malgré ses nombreux succédanés, l'anesthésique de choix.

Pour montrer son efficacité, qu'il nous suffise d'examiner plus particulièrement son action dans l'opération de la cataracte.

Celle-ci, faite sans iridectomie, est absolument indolore et se passe pour ainsi dire à l'insu du malade. La pose du blépharostat, le pincement de la conjonctive, l'incision du lambeau sclérotico-cornéen, l'extraction du cristallin, le nettoyage de la pupille se font par la cocaïne avec une sûreté parfaite et une grande précision.

Quant à l'iridectomie, plusieurs auteurs ont tout d'abord prétendu qu'elle était douloureuse. Panas dit, en effet « qu'il semble que la situation profonde de l'iris le mette à l'abri de l'action des instillations de cocaïne ». Howe, au contraire, affirme que l'anesthésie de l'iris est complète, aucun de ses opérés ne s'étant jamais plaint ; mais, dit-il, elle se fait plus tard qu'au niveau des couches superficielles et il faut des instillations répétées précédant d'un quart d'heure l'opération.

C'est la pratique suivie à la clinique du professeur Rollet, dans les interventions de cataracte et d'iridectomie. Deux lits d'opération sont dans la salle. Dès que le professeur commence à opérer le premier malade, on pratique les premières instillations dans l'œil du second. On fait un complément d'asepsie sur cet œil,

·après quoi suivent de nouvelles instillations. De la sorte, les choses se passent pour le mieux : l'opérateur a toute sécurité dans l'anesthésie et le patient ne ressent rien ou presque rien, et seulement au moment de la section de l'iris.

A un médicament aussi puissant, il semble téméraire de vouloir en substituer un autre. De Lapersonne pourtant essaya ; il se servit de la stovaïne dans de nombreuses opérations et obtint de bons résultats.

Chirurgie de la cornée : S'agit-il de corps étrangers de la cornée, une instillation de quelques gouttes de collyre à 4 °/₀ fait disparaître la pénible sensation, la photophobie, le larmoiement produit par le corps étranger, et rend facile son extraction (obs. XIV et XV). Quant à l'ulcère de cet organe, son grattage et même sa cautérisation sont bien supportés sous l'influence de la stovaïne. Le tatouage de la cornée, l'amputation du staphylome cornéen, sont toujours indolores. La section n'est pas perçue par le malade dans l'opération de la cataracte (obs. XVI).

Chirurgie de la conjonctive : Les péritomies, l'excision de ptérygions sont exécutées d'une façon parfaite après instillation de stovaïne (obs. XX).

Dans les opérations du strabisme, les instillations ne suffisent pas à produire l'anesthésie, il faut y joindre une injection.

Chirurgie de l'iris : De Lapersonne a pratiqué de nombreuses iridectomies optiques ou antiglaucomateuses, après instillation de stovaïne en solution à 4 °/₀. La sclérotomie se fit toujours à l'insu des malades, la section de l'iris resta généralement douloureuse (obs. XXIV et XXV). Là surtout, la stovaïne semble agir d'une façon moins satisfaisante que la cocaïne.

Chirurgie des paupières : L'opération du chalazion est parfaitement tolérée avec quelques instillations de stovaïne (obs. XII et XIII). L'incision de la conjonctive se fait sans douleur, et pour éviter toute sensation désagréable pendant le curettage des parois du kyste, il suffit d'instiller, aussitôt après l'incision, quelques gouttes de collyre dans la plaie.

§ 2. — INJECTIONS.

Injectée sous la conjonctive, la stovaïne forme un bourrelet légèrement rouge, puis elle produit une insensibilisation rapide, presque instantanée, des tissus avec lesquels elle entre en contact. On peut en effet les inciser sans provoquer aucune douleur chez le patient. Scrini conseille beaucoup ces injections, qui sont à son avis extrêmement efficaces et produisent un effet anesthésique tout à fait comparable à celui qui résulte d'injections de cocaïne.

Chez le lapin, après injection sous-conjonctivale de stovaïne à 1 %, l'insensibilité obtenue au bout d'une minute est complète dans une zone étendue. L'excision d'un lambeau conjonctival, la recherche d'un muscle, sa section, ne produisent aucun inconvénient de réaction de la part de l'animal.

Au point de vue opératoire, la stovaïne est donc, comme la cocaïne, capable de fournir de bons résultats, lorsqu'on l'emploie en injections.

Chirurgie de la conjonctive : Les injections sous-conjonctivales de cyanure de Hg, auquel on ajoute quelques gouttes d'une solution de stovaïne à 1 %, se fait sans arracher de plainte au malade.

Dans l'opération du strabisme, de Lapersonne constata que tous les temps de l'opération, sauf le chargement du tendon, peuvent être exécutés sans que le malade souffre.

Chirurgie des paupières : L'emploi de la stovaïne est ici indiqué par les résultats satisfaisants obtenus en chirurgie générale par Reclus et Chaput avec cette substance.

Ces chirurgiens utilisent depuis trois ans la stovaïne en injections sous-cutanées dans toutes les opérations où le chloroforme est inutile ou contre-indiqué. L'anesthésie qui en résulte est toujours suffisante ; seulement il faut employer une quantité de stovaïne un peu plus forte que celle qui serait nécessaire avec la cocaïne, mais il n'y a en cela aucun danger (Reclus).

Toutes les tumeurs des paupières sont opérées facilement à l'aide de la stovaïne.

Quel que soit le mode d'intervention, ablation au bistouri ou au thermo-cautère, le patient ne ressent aucune douleur.

Dans l'extirpation de chalazions volumineux, il est nécessaire de combiner aux instillations conjonctivales les injections sous-cutanées de stovaïne. Grâce à cela, la tumeur est incisée du côté de la conjonctive, son contenu est évacué, les parois de la poche curettées, le malade ne se plaint de rien.

Les tumeurs épithéliomateuses peuvent être détruites

au thermo-cautère jusqu'à leur base après injection de stovaïne (obs. V).

Les opérations portant sur l'entropion et l'ectropion, sur le trichiasis (obs. VII, VIII, XI) se passent sans incidents après injection de 2 cc. d'une solution à 1 °/₀.

Les canthotomies internes et externes, les canthoplasties sont exécutées avec la plus grande facilité grâce à la stovaïne (obs. X).

CHAPITRE II

EFFETS SECONDAIRES SUR L'APPAREIL DE LA VISION

1° *Action irritante sur la conjonctive.* — Chez l'animal, l'instillation de stovaïne est toujours suivie de douleur, que le lapin manifeste par le clignement de la paupière et par sa persistance à maintenir l'œil fermé pendant un certain temps, très court d'ailleurs.

Chez l'homme, la solution à 4 % détermine une sensation de cuisson avec photophobie et larmoiement.

Pour comparer l'action irritante de la cocaïne et de la stovaïne, nous avons instillé dans un œil la première, dans l'autre la seconde de ces substances. L'expérience faite sur nous-même nous a donné des résultats très nets : du côté cocaïné, la sensation de picotement est très légère, tandis que dans l'œil stovaïné, une cuisson désagréable est ressentie, accompagnée de blépharospasme, de larmoiement qui disparaissent assez vite. Mais il ne faut pas exagérer cette sensation de brûlure, elle est toujours supportable et il est rare que les malades s'en plaignent spontanément.

2° *Action sur la cornée.* — Si la stovaïne a l'inconvénient de produire une brûlure plus vive, elle a tout au moins sur la cocaïne l'avantage de laisser intact l'épithélium cornéen et de lui conserver son aspect brillant.

Jamais, en effet, nous n'avons eu à constater de flétrissure de la cornée ou de desquamation épithéliale avec le collyre que nous avons vu employer (4 %). La cornée est toujours demeurée nette et bombée.

Cependant l'exfoliation épithéliale est possible, mais elle ne se produit qu'après des instillations répétées et prolongées; c'est ainsi que sur le lapin, de Lapersonne a observé une desquamation par îlots.

Une solution concentrée à 7 ou 8 % produit également, ainsi que nous avons pu nous en rendre compte sur les lapins, une altération très nette de la surface cornéenne. La cornée se trouble tout d'abord, puis au bout d'un certain temps elle revêt un aspect dépoli, irrégulier, qui est très manifeste au centre et qui finit par disparaître une heure après l'instillation.

Si, par comparaison, on instille dans l'autre œil du lapin une même quantité d'un collyre à la cocaïne à 6 % seulement, le trouble de la cornée est beaucoup plus marqué de ce côté.

D'ailleurs, de l'avis de tous les opérateurs, la cocaïne a une action funeste sur l'épithélium cornéen, plus funeste dans tous les cas que la stovaïne (de Lapersonne).

Elle semble agir à son endroit comme un vrai poison cellulaire et son pouvoir toxique est en raison directe de la concentration et de la durée d'action. Mais même à faible dose, elle exerce un processus dégénératif dans les cellules de l'épithélium. Ce processus, d'après

Weinstein, est caractérisé principalement par le ratatinement des noyaux et la formation de vacuoles dans le protoplasma cellulaire ; il se termine par l'exfoliation de l'épithélium. Ses cellules en effet intoxiquées, ayant perdu leur vitalité, subissent facilement un dessèchement lorsque la fente palpébrale reste ouverte. Aussi sur les plaies de la cornée, la cocaïne agit défavorablement en retardant la constitution des éléments épithéliaux servant d'abri contre l'infection du dehors.

C'est pourquoi il est nécessaire, après une instillation de cocaïne, si peu importante soit-elle, de recouvrir l'œil d'un bandeau, ou mieux d'une coquille. Mais on conçoit que c'est un inconvénient après une opération aussi légère qu'est celle de l'extraction d'un petit corps étranger dans la plupart des cas.

Avec la stovaïne, l'épithélium intact ne donnera pas accès aux microbes pyogènes, ce qui constitue un avantage appréciable pour le patient et une sécurité pour l'opérateur, de plus la cicatrisation des plaies ne sera pas entravée.

3° *Action sur les vaisseaux*. — Sur la conjonctive, la cocaïne exerce comme partout ailleurs une action vasoconstrictive énergique qui se manifeste par une pâleur persistante pour l'observateur et par une sensation de froid pour le patient (Charpentier).

La stovaïne, au contraire, produit, soit chez le lapin en expérience, soit chez l'homme, une injection manifeste et presque immédiate des vaisseaux conjonctivaux. Aussi la sensation ressentie est-elle une sensation de cuisson, de lourdeur et de corps étranger.

Si l'on incise la conjonctive, le champ opératoire se couvre rapidement de sang. Nous l'avons nettement constaté dans l'excision d'un kyste séreux de cette muqueuse (obs. XVII). Il en est de même dans l'iridectomie (obs. XXIV) et au cours des opérations de cataracte. Toutefois, de Lapersonne n'a pas observé d'hémorragie qui pût ou devenir une gêne pour le chirurgien, ou entraîner des conséquences fâcheuses pour le malade. Le professeur Rollet préfère opérer sur des tissus non hypérémiés, aussi la stovaïne est-elle à son avis par la vaso-dilatation qu'elle provoque, d'un emploi moins pratique que la cocaïne.

Certes, cette action hypérémiante est susceptible d'être envisagée comme un inconvénient, mais on peut la considérer avec Vogt comme favorable lorsqu'il s'agit de tissus délicats ou mal irrigués.

D'ailleurs la cocaïne n'empêche pas l'hémorragie de se produire quand on opère sur des tissus très vasculaires; ici on ajoute quelques gouttes d'adrénaline, pourquoi ne serait-il pas aussi facile de le faire lorsqu'on emploie la stovaïne? Si l'on se sert d'instillations, l'adjonction de quelques gouttes d'adrénaline à 1/1000 ne présente aucun inconvénient. Quant aux injections, on peut ajouter à la solution de stovaïne, avant de l'aspirer dans la seringue, IV ou V gouttes de cette même adrénaline.

Nous ne voulons pas croire, avec certains auteurs, que ce mélange augmente la puissance de l'analgésique, il compensera l'action vaso-dilatatrice que produirait la stovaïne seule (obs. XXV).

Braun attribue une grande importance à ce fait que

l'on peut ajouter à certaines substances de l'adrénaline, cela constitue même, à ses yeux, une des qualités primordiales d'un anesthésique local.

C'est le cas de la stovaïne, mais faisons cette restriction que le mélange des deux substances ne doit être fait qu'au moment de s'en servir, sinon l'adrénaline se décompose très rapidement et perd toutes ses propriétés.

4° *Action sur la pupille.* — La mydriase est un des effets secondaires de la *cocaïne* que les premiers expérimentateurs avaient déjà signalé (Koller, Kœnigstein).

Elle commence environ un quart d'heure après l'instillation de quelques gouttes d'une solution à 4 °/₀, elle est complète au bout de trente-cinq à quarante minutes ; sa durée est de vingt à vingt-quatre heures (Panas).

Il est remarquable de signaler que, quelle que soit l'intensité de la dilatation, on peut toujours, en soumettant l'œil en expérience à l'action d'une vive lumière, provoquer une contraction appréciable. Dans les mêmes circonstances, si on ajoute quelques gouttes d'atropine, le diamètre pupillaire augmente encore : donc la pupille n'est pas dilatée à son maximum avec la cocaïne seule.

De Lapersonne avait attribué à la *stovaïne* un pouvoir myotique, tandis que d'autres expérimentateurs la considéraient comme un mydriatique. Il est facile de concilier ces deux opinions qui paraissent contradictoires, mais qui sont exactes lorsqu'on étudie ce qui se passe dans un œil stovaïné pendant un certain temps.

Nous avons pu nous convaincre en effet que presque aussitôt après l'instillation de stovaïne, il se produit un myosis léger. Mais au bout de quelques minutes, la pupille revient à son diamètre normal. Après quinze minutes, elle commence à se dilater, trente minutes après le début de l'expérience cette dilatation reste fixe. Elle décroît ensuite lentement et disparaît suivant les sujets au bout de trois ou quatre heures. Pendant toute la durée de la mydriase, la réaction pupillaire à la lumière n'est pas abolie et le patient n'observe ni gêne ni éblouissement. Les choses se passent ainsi avec le collyre à 4 %, l'action mydriatique semblant, d'autre part, varier suivant le titre de la solution et le nombre des instillations, et proportionnellement à eux (obs. III).

La mydriase due à la cocaïne est donc plus durable, elle est aussi plus intense, car elle produit une dilatation dans laquelle la pupille présente un plus grand diamètre (obs. I).

Comment agit la stovaïne dans ce cas?

On peut, ce nous semble, expliquer le myosis passager qui suit l'instillation par l'irritation produite par l'anesthésique, de même qu'on le voit apparaître à la suite de la pénétration d'un corps étranger dans l'œil. Quant à la mydriase, on peut se demander si elle est due à une action paralytique de la stovaïne sur le sphincter pupillaire innervé par le moteur oculaire commun, ou si elle résulte d'une excitation du grand sympathique, soit que celui-ci agisse ensuite par inhibition du moteur oculaire commun ou par des fibres dilatatrices spéciales.

Fromaget et Dion, sous la direction du professeur Jolyet, concluent des expériences qu'ils ont faites sur le lapin en disant que la stovaïne agit en excitant le grand sympathique. Sectionnant d'un côté le ganglion cervical supérieur, ils ont toujours vu, en effet, que l'instillation de stovaïne n'exerçait plus de ce côté aucune action. Peut-être en est-il de même pour la cocaïne.

5° *Action sur l'accommodation.* — La cocaïne parésie l'accommodation, et c'est un de ses inconvénients pour le patient qui n'a eu à subir qu'une petite intervention.

S'il veut, en effet, se servir de l'œil cocaïné, il éprouve de la gène, il voit plus ou moins trouble, la lecture ou tout travail appliquant lui sont passagèrement impossibles.

Les mensurations faites à la suite d'instillation de cocaïne donnent une différence de 2 dioptries entre l'œil sain et l'œil en expérience, ce qui est très appréciable et explique les phénomènes dont nous venons de parler. Irrmann rapporte même une observation où l'œil cocaïné avait l'amplitude d'accommodation diminuée de 4 dioptries.

L'action de la stovaïne, au contraire, sur l'accommodation, est très faible. Elle est si peu prononcée, que le plus souvent il n'en résulte presque aucun trouble. C'est ce que nous avons constaté sur nous-même (obs. III). Dion, dans une expérience faite sur lui, ce qui offre par conséquent le moins de causes d'erreur possible, a ressenti un léger trouble accommodatif qui dura trois quarts d'heure. Avant l'instillation de stovaïne à 5 %, son amplitude d'accommodation égalait 8 dioptries ; trente-cinq minutes après l'instillation, elle était de 7 dioptries 5. Il y a donc, ainsi qu'on le voit, une réelle différence à ce point de vue entre la cocaïne et la stovaïne ; c'est un avantage appréciable en faveur de celle-ci. Le titre des solutions a ici encore une réelle importance, tant pour la cocaïne que pour la stovaïne.

A 2 %, l'instillation de stovaïne ne provoque aucun trouble dans l'accommodation ; quant à la cocaïne employée à ce titre, ses effets sont moindres (obs. III).

6° *Action sur la tension intraoculaire.* — Les recherches sur les modifications de la tension sont loin d'être faciles. On a construit des instruments spéciaux pour la mesurer, mais les tonomètres sont imparfaits et difficiles à manier ; bien souvent il vaut mieux s'en rapporter à l'appréciation toute subjective de doigts bien exercés.

La meilleure preuve de la difficulté de la tonométrie est que les avis au sujet de l'action de la cocaïne sur la tension intraoculaire ont varié suivant les observateurs.

Tous les opérateurs depuis Panas ont cité l'action fâcheuse qu'elle exerce sur cette tension, qui se trouve quelquefois abaissée au point que le couteau le mieux affilé a quelque peine à pénétrer dans l'œil devenu flasque et qui se « chiffonne ». D'autre part, on sait que dans les cas de glaucome, l'instillation de cocaïne détermine une exaspération des douleurs, ce qui est de nature à faire admettre que la tension oculaire est augmentée (Manquat).

Nous ne le pensons pas, et avec la plupart des physiologistes nous croyons que l'abaissement de tension est un fait réel, ce qui indiquerait l'emploi de la cocaïne dans le cas de glaucome (Irrmann, Butzbach).

Pour la stovaïne, les avis ne sont pas partagés et de Lapersonne, Lagrange, avec son élève Dion, admettent que la stovaïne ne modifie pas la tension oculaire. C'est du moins ce qui résulte d'un travail de ce dernier observateur qui a expérimenté successivement chez le lapin d'abord, chez l'homme ensuite à l'aide de l'ophtalmotonomètre de Fick et Ostwald.

Le docteur Scrini pense, lui aussi, que l'usage de la stovaïne n'apporte pas de modification sensible dans le tonus de l'œil.

B. — Œil enflammé.

Tandis que sur l'œil sain la stovaïne et la cocaïne possèdent des propriétés anelgésiques remarquables, elles ne semblent ni l'une ni l'autre exercer sur l'œil malade d'action aussi efficace.

§ 1. — INSTILLATION

Sur les tissus enflammés, les instillations de stovaïne ne manifestent leur pouvoir analgésique que d'une façon très fugace, probablement à cause des mauvaises conditions d'absorption de ces tissus. Malgré la vasoconstriction provoquée, la cocaïne n'a pas plus d'influence, seule l'holocaïne paraît réussir dans ces cas, et encore son efficacité est-elle mise en doute par beaucoup d'expérimentateurs.

§ 2. — INJECTION

A 1 % la stovaïne possède une action analgésiante plus active que la cocaïne lorsqu'on l'emploie en injection sous la conjonctive enflammée. Nous rapportons à l'appui de ce fait une observation personnelle dans laquelle plusieurs injections de cyanure de Hg faites successivement au même malade, avec adjonction de stovaïne puis de cocaïne, provoquèrent une douleur plus vive et surtout plus durable par l'emploi de cette dernière substance (obs. XVIII).

D'après Dion, l'adrénaline, associée à la stovaïne dans la proportion de 2 gouttes d'adrénaline à 1 p. 1000 par centimètre cube de solution anesthésique, paraît exercer une action favorable.

TROISIÈME PARTIE

Étude clinique des indications de la cocaïne et de la stovaïne.

CHAPITRE PREMIER

CHIRURGIE OCULAIRE

Dans l'étude de l'emploi d'un anesthésique local, la toxicité domine toute la question. Aussi en chirurgie oculaire, devons-nous distinguer les deux modes suivant lesquels on utilise la stovaïne et la cocaïne : instillations, injections.

1° *Instillations*. — Ici la toxicité de la cocaïne joue un rôle effacé ainsi que nous l'avons dit précédemment, aussi avons-nous libre choix entre elle et la stovaïne. Les avantages et les inconvénients de chaque substance doivent seuls nous guider dans l'étude de leurs indications respectives.

Les solutions de stovaïne peuvent rester à l'air sans s'altérer, il est facile de les stériliser par l'ébullition sans provoquer de dédoublement et par conséquent sans affaiblir leur pouvoir analgésique. Ce sont des avantages sérieux dans tous les cas, bien dignes d'attirer l'attention des praticiens, plus encore celle des médecins, que celle des spécialistes, quand on songe à la facilité avec laquelle s'altèrent les solutions de cocaïne.

La stovaïne est antiseptique, ce qui empêche l'infection et facilite la guérison des plaies. Elle lèse moins que la cocaïne et seulement par un usage répété, l'épithélium cornéen. La mydriase qu'elle provoque est faible et dure peu. L'action qu'elle exerce sur l'accommodation est négligeable. Ces avantages semblent indiquer l'emploi de la stovaïne pour toutes les interventions après lesquelles un pansement est inutile. Et tout d'abord sur les couches superficielles de l'œil.

Pour l'extraction des corps étrangers, la stovaïne est préférable à la cocaïne. L'anesthésie est suffisante, dure assez longtemps pour permettre l'extraction même quand elle est laborieuse et rendre inutile toute nouvelle instillation. Le pouvoir bactéricide de la stovaïne dispensera de l'emploi d'un antiseptique et on ne risquera pas pour une intervention aussi bénigne de ternir la cornée, ne fût-ce que passagèrement. La pupille moins modifiée qu'avec la cocaïne ne créera pas au malade l'ennui d'avoir une vision troublée pendant toute la journée, ce qui nécessite parfois un bandeau occlusif, sans lequel la migraine survient chez les gens prédisposés.

La stovaïne présente les mêmes avantages quand elle sert à déterminer l'anesthésie pour faire le massage de l'œil dans le cas de kératite parenchymateuse et de granulations de la conjonctive. De plus, en évitant des éraillures à l'épithélium cornéen, elle empêche l'accès des microbes pyogènes.

La vaso-dilatation stovaïnique est un avantage de plus lorsque l'on opère sur la cornée déjà mal irriguée, aussi les ulcères cornéens, leur cautérisation, le tatouage et la paracentèse de cet organe indiquent la stovaïne comme anesthésique de choix.

Dans les opérations de ptérygion, dans la suture de la conjonctive, la plupart des propriétés de la stovaïne ne seront pas utilisables; la parésie de l'accommodation, la dilatation de la pupille sont ici sans inconvénient, puisque l'œil sera recouvert d'un pansement. Par contre, l'action vaso-motrice peut être une gêne légère pour l'opérateur. L'absence de desquammation cornéenne, le pouvoir bactéricide plaident seuls en faveur de la stovaïne. Dans ces interventions, on aura le choix entre les deux anesthésiques, la cocaïne pouvant l'emporter par sa vaso-constriction, suivant l'avis de chaque opérateur.

L'opération du chalazion, lorsque les instillations sont suffisantes, indique plutôt la stovaïne, l'anesthésie est parfaite, l'antisepsie favorise la cicatrisation, la cornée n'est pas altérée. Nous rapportons une observation personnelle qui vient à l'appui de notre affirmation.

Pour la cure du strabisme (recul du tendon), le professeur Rollet considère la cocaïne comme préférable à la stovaïne. Cette opération délicate en effet s'accompagne même avec la cocaïne d'une hémorragie qui voile le champ opératoire et nécessite l'emploi d'adrénaline. Nous ne sommes pas de l'avis de ceux qui pensent qu'avec la stovaïne l'écoulement sanguin quoique plus abondant ne serait pas plus gênant pour l'opérateur ; d'ailleurs, s'il fallait l'admettre, l'anesthésie plus durable et plus profonde qu'elle provoque serait encore en faveur de la cocaïne.

Pour l'avancement du tendon, le professeur Rollet se sert de l'anesthésie générale afin d'opérer plus commodément. Il va de soi qu'il doit en être ainsi dans tous les cas chez les enfants et chez les personnes pusillanimes et nerveuses.

Est-ce à dire que la stovaïne ne puisse pas faire l'office d'anesthésique local dans l'opération du strabisme ? Certes non. Dans les observations que nous rapportons, les opérateurs semblent satisfaits de son emploi. Il est vrai que pour obtenir une anesthésie plus parfaite, ils font suivre l'instillation de stovaïne d'une injection, ce qui paraît nécessaire. Mais cela complique la technique opératoire sans présenter d'avantage, et avec le professeur Rollet, nous préférons dans cette opération l'usage de la cocaïne.

Quant aux opérations portant sur les couches plus profondes de l'œil, l'emploi de la stovaïne y semblerait avantageux ; sa vaso-dilatation, son peu d'action irritante seraient plutôt favorables pour la plaie cornéenne. Par contre elle gênerait le chirurgien par l'hypérémie des tissus ; l'action analgésique faible qu'elle exerce sur l'iris serait un second inconvénient. Aussi la cocaïne reste dans l'iridectomie l'anesthésique de choix. De même, dans la cataracte, le professeur Rollet la place au-dessus de tous les autres anesthésiques, et certes son expérience à ce sujet est peu commune, puisqu'il a pratiqué avec la cocaïne jusqu'à ce jour le nombre remarquable de 1629 opérations de la cataracte.

2° *Injections*. — S'il est loisible au praticien de choisir entre la stovaïne et la cocaïne lorsqu'il se sert d'instillations, en ne se guidant que sur les avantages qui pourront ressortir de l'emploi d'une de ces deux substances, dans chaque cas particulier, il n'en est plus de même quand il fait usage d'injections.

Ici en effet intervient la toxicité de l'anesthésique. Or, nous l'avons dit, la cocaïne a causé bien des accidents et de nombreuses alertes dans beaucoup d'opérations pratiquées sur la face.

C'est pourquoi les spécialistes qui n'ont à opérer que dans cette région dangereuse ont accueilli la stovaïne avec faveur (Dubar, Pont).

D'ailleurs cette faveur est pleinement justifiée, et comme nous l'avons dit plus haut, comme le témoignent nos observations, les injections de stovaïne sont capables de remplacer la cocaïne dans tous les cas.

En chirurgie oculaire en particulier, les opérations portant sur la conjonctive, sur les paupières et nécessitant des injections anesthésiques doivent bénéficier de la stovaïne : l'opérateur aura dans certains cas l'inconvénient de l'hémorragie, mais il pourra toujours la vaincre sans trop de difficultés. Par contre, il pourra faire un plus large emploi de la solution anesthésique sans craindre pour la sécurité du patient et pour sa responsabilité personnelle. Qu'il s'agisse donc de tumeurs des paupières, de l'angle interne de l'œil, de cure de l'entropion, de l'ectropion et du trichiasis, de canthoplastie, il faut donner la préférence à la stovaïne et la substituer complètement à l'instar de Reclus à sa devancière.

CHAPITRE II

THÉRAPEUTIQUE OCULAIRE

Scrini a souvent employé la stovaïne dans le traitement des affections oculaires et il a obtenu des résultats encourageants dans certaines conjonctivites, dans plusieurs cas de kératite phlycténulaire et d'iritis, et récemment dans deux cas de brûlures de la conjonctive par agents chimiques (obs. XXVII et XXVIII).

L'emploi de la stovaïne en thérapeutique oculaire a été jusqu'alors trop restreint pour que nous nous hâtions de tirer des conclusions fermes.

Cependant, il nous semble que par son pouvoir anesthésique et antiseptique, son action nulle sur l'épithélium cornéen, même après des instillations répétées ou de nombreuses applications en pommade, par la vaso-dilatation qu'elle provoque, favorisant ainsi l'apport des matériaux nutritifs, la stovaïne doit être préférée à la cocaïne dans l'ulcère de la cornée et la kératite phlycténulaire en particulier. (Obs. XXIX et XXX.)

Pour la conjonctivite et les phénomènes douloureux de l'iritis et de l'irido-cyclite, nous croyons qu'il vaut mieux employer la cocaïne qui donne au malade une sensation de bien-être, d'allègement, de fraîcheur et cela grâce à la vaso-constriction cocaïnique.

FORMULAIRE

Nous donnons ici quelques formules et quelques indications relatives à l'emploi de la stovaïne en ophtalmologie.

1° Collyres.

Ils peuvent être huileux ou aqueux. La stovaïne pure basique peut être mélangée à l'huile d'olive en toute proportion.

        Stovaïne....................   0 gr. 20
        Huile d'olive lavée et stérilisée.   10 gr. (Scrini)

Les collyres aqueux peuvent être préparés, soit avec l'eau stérilisée, soit avec la solution physiologique de NaCl. Ils se conservent longtemps et ne nécessitent pas l'adjonction d'eau de laurier-cerise comme la cocaïne. Leurs titres peuvent varier de 1 à 5 %.

Une formule usitée est la suivante :

        Stovaïne...................   0 gr. 40
        Eau q. s...................   10 cmc.
Cinq à six gouttes en instillations.

La stovaïne peut être associée à l'atropine.

        Sulfate d'atropine...........   0 gr. 05
        Stovaïne....................   0 gr. 20
        Eau q. s....................   10 cmc.
Trois gouttes deux ou trois fois par jour.

Comme elle précipite par tous les réactifs des alcaloïdes, il faut éviter de l'associer avec le sublimé, le biiodure de Hg.

Mais on pourra la faire entrer en collyres avec le cyanure de Hg., le sulfate de morphine.

2° Solutions pour injections sous-conjonctivales et sous-cutanées.

a) Solution forte :

    Stovaïne................... 1 gr.
    Sérum physiologique q. s..... 100 cmc.

Stériliser de 105° à 115°. Conserver de préférence en ampoule de 1 cmc.

b) Solution faible (préconisée par Reclus) :

    Stovaïne.................... 0 gr. 50
    Sérum physiologique q. s. p. 100   100 cmc.

3° Pommades.

 a) Stovaïne .... 0 gr. 20
    Vaseline neutre,............ 10 gr.

Elle s'emploie dans les affections douloureuses de l'œil, en particulier de la cornée, lorsque la sécrétion lacrymale abondante laisse agir difficilement les collyres.

 b) Iodoforme .... 0 gr. 30
    Stovaïne................... 0 gr. 20
    Vaseline neutre............. 10 gr.

Cette pommade, à la fois anesthésique et antiseptique, est très recommandable dans l'ulcère cornéen et la kératite phlycténulaire.

De même les suivantes :

1° Oxyde jaune de Hg.. ⎫
   Stovaïne.......... ⎬ ää...... 0 gr. 10
   Vaseline neutre.............. 10 gr.

2° Précipité orange.... ⎱ āā ......   0 gr. 10
Stovaïne.......... ⎰

Vaseline neutre............... 10 gr.

La posologie de la stovaïne est à peu près la même que celle de la cocaïne. On pourra, dans tous les cas, sans inconvénient, l'employer à dose un peu plus forte.

OBSERVATIONS

Observation I

(Prise sur le Dr Dubalen.)

Avant les instillations :

Œil droit et gauche ont une sensibilité normale.

Diamètre pupillaire des deux yeux : 4 mm.

Pouvoir accommodatif des deux yeux : 11 dioptries (mesuré à l'optomètre de Badal).

Instillation de 5 gouttes de stovaïne à 4 % dans l'œil droit.

Instillation de 5 gouttes de cocaïne à 4 % dans l'œil gauche.

Œil stovaïné	Œil cocaïné
Au moment de l'instillation sensation de brûlure, larmoiement, blépharospasme qui ne durent que 30 secondes.	Légère sensation de picotement.
1 minute : Hypoesthésie cornéenne au contact du stylet. Le réflexe est à peine ébauché.	*1 minute :* Hypoesthésie cornéenne. Le réflexe est à peine ébauché.
2 minutes : Réflexe cornéen aboli. Hypoesthésie de la conjonctive bulbaire, sauf au niveau de l'angle interne de l'œil. Léger myosis. Diamètre pupillaire : 3 mm.	*2 minutes :* Réflexe cornéen aboli. Hypoesthésie conjonctivale.
4 minutes : Insensibilité complète de la conjonctive bulbaire. Le contact du stylet n'est plus perçu. Injection des vaisseaux de la conjonctive.	*4 minutes :* Insensibilité complète de la conjonctive. Sensation de froid. Pâleur de la conjonctive, qui contraste avec celle du côté opposé.

5 minutes : Le pincement de la conjonctive provoque un mouvement de défense. Pupille revenue à l'état primitif.

8 minutes : Le contact du stylet donne une sensation de fraîcheur.

10 minutes : La sensibilité redevient normale. La vascularisation de l'œil a disparu.

5 minutes : Le pincement de la conjonctive est peu perçu.

8 minutes : Le contact du stylet n'est pas perçu.

10 minutes : La sensibilité est incomplète.

OBSERVATION II

(Prise sur le Dr Dubalen.)

3 instillations à 5 minutes d'intervalle de stovaïne à 4 % dans l'œil droit, de cocaïne à 4 % dans l'œil gauche.

ŒIL STOVAÏNÉ

8 minutes : Pincement de la conjonctive non perçu.

15 minutes : Dilatation pupillaire manifeste. Diamètre pupillaire : 5 mm.

20 minutes : Anesthésie persistante. Injection conjonctivale persistante.

30 minutes : Diamètre pupillaire : 6 mm. 5.

Amplitude d'accommodation : 10 D. 5. La vision est légèrement troublée, ce que prouve une légère parésie du muscle ciliaire. Elle redevient normale au bout de trois quarts d'heure.

La dilatation pupillaire cesse après 4 heures.

ŒIL COCAÏNÉ

8 minutes : Pincement de la conjonctive non perçu.

15 minutes : Diamètre pupillaire : 6 mm.

20 minutes : Anesthésie persistante. Diamètre pupillaire : 6 mm. 5.

30 minutes : Diamètre pupillaire : 7 mm. 5.

Amplitude d'accommodation : 9 D. Vision trouble.

La cornée présente un léger dépoli.

Diamètre pupillaire : 7 mm. 5.

La dilatation pupillaire persiste 22 heures. Le trouble de la vision, fort gênant, dure plusieurs heures.

OBSERVATION II

(Prise sur nous-même.)

L'aspect des deux yeux est normal. Ils sont emmétropes. On mesure pour chaque œil (méthode de Donders) le punctum proximum et le diamètre pupillaire.

Œil droit, diamètre pupillaire : 2 mm. 3 ; P. P. : 10.
Œil gauche,   —   : 2 mm. 3 ; P. P. : 10.

3 instillations, à 5 minutes d'intervalle, de 5 gouttes :
De stovaïne à 2 % dans l'œil droit ;
De cocaïne à 2 % dans l'œil gauche.

ŒIL STOVAÏNÉ	ŒIL COCAÏNÉ
Sensation de brûlure. Larmoiement.	Léger picotement.
3 minutes : Réflexe cornéen aboli.	*3 minutes :* Réflexe cornéen aboli.
4 minutes : Hypoesthésie de la conjonctive.	*4 minutes :* Anesthésie de la conjonctive.
5 minutes : Anesthésie de la conjonctive au contact du stylet. Elle est sensible au pincement. Légère injection des vaisseaux conjonctivaux.	*5 minutes :* La conjonctive est moins sensible au pincement que du côté opposé. Œil pâle.
10 minutes : Conjonctive insensible au pincement.	
18 minutes : Dilatation pupillaire commencée.	*15 minutes :* Dilatation pupillaire au début.
25 minutes : La sensibilité conjonctivale revient peu à peu.	*25 minutes :* Insensibilité persiste.
30 minutes : Diamètre pupillaire 3 mm. 2. P. P. n'a pas varié.	*30 minutes :* Diamètre pupillaire 4 mm., vision trouble. A la distance du punctum proximum, il existe de la micropsie, ce qui témoigne de la paralysie du muscle ciliaire.

Observation IV (personnelle.)

A. C..., 50 ans. Atrophie pupillaire d'origine alcoolique à l'œil droit.

L'œil gauche a un aspect normal.

Instillation de 5 gouttes d'une solution de stovaïne à 4 % dans l'œil gauche.

Légère sensation de picotement.

2 minutes. L'insensibilité de la cornée est complète. Le contact du stylet ne détermine aucun réflexe.

4 minutes. La conjonctive est devenue insensible. Elle est hypérémiée.

8 minutes. L'anesthésie dure encore, mais très affaiblie. Le contact du stylet détermine une sensation de fraîcheur.

15 minutes. La sensibilité reparaît.

L'œil a repris son aspect normal.

Aucun trouble dans la vision.

Pupille légèrement dilatée.

Chirurgie des paupières.

Observation V (*In* thèse Dion.)

Mme L. D..., 55 ans, présente un épithélioma de la paupière inférieure, situé dans le sillon naso-palpébral. La tumeur a près de 2 centimètres de longueur, dans le sens vertical, sur 1 centimètre de largeur. Elle doit être détruite au thermo-cautère jusqu'à sa base, pour permettre ensuite l'application d'une pâte à l'acide arsénieux.

Une injection de 1 cc. 5 de stovaïne à 1 % est pratiquée sous la tumeur.

La destruction des tissus au thermo-cautère ne provoque aucune douleur. L'anesthésie est parfaite. L'hémorragie est nulle, le couteau de platine, maintenu au rouge sombre, assurant l'hémostase.

Application de la pâte.

OBSERVATION VI (*In* thèse Dion.)

Mme F..., 68 ans. Tumeur épithéliomateuse de la paupière inférieure gauche, s'étendant en partie sur la face latérale du nez; volumineuse, elle présente une ulcération à son centre.

2 cc. de stovaïne à 1 % sont injectés sous l'épithélioma.

Au bout de 10 secondes, l'anesthésie est complète et la destruction de la tumeur au thermo-cautère n'est pas douloureuse. Pas d'hémorragie.

OBSERVATION VII (Fromaget.)

A. B..., 66 ans. Présente, à la paupière inférieure droite, un entropion avec trichiasis qui a provoqué des troubles cornéens intenses.

L'affection est traitée par les sutures de Gaillard.

Injection, sous la peau, de 2 cc. de stovaïne à 1 %. L'aiguille portant le fil pénètre près du bord ciliaire, entre la peau et le tarse, dont elle rase la face antérieure, puis sort en bas à la limite de la paupière sans déterminer aucune douleur.

Trois fils sont placés de la même façon et leurs extrémités sont nouées. L'anesthésie est si profonde que la malade n'a pas éprouvé la moindre douleur.

OBSERVATION VIII (*In* thèse Dion.)

Mlle Marguerite L..., 18 ans. Ectropion et brides cicatricielles, à la suite d'un coup de feu reçu il y a deux ans. Il s'agit d'enlever une bande cicatricielle, d'aspect disgracieux, d'environ 5 centimètres de longueur, située à la limite de la paupière inférieure gauche de la joue, le long du rebord orbitaire, de suturer les deux lèvres de la plaie et de pratiquer une canthoplastie interne.

On instille d'abord dans l'œil quelques gouttes d'une solution de stovaïne à 5 %. Puis une injection sous-cutanée de 2 cc. de stovaïne à 1 %, est faite dans l'angle interne de l'œil, mais le tissu cicatriciel étant abondant à ce niveau, le liquide pénètre difficilement et l'anesthésie n'est pas absolument complète. En effet, la malade manifeste quelque douleur, au moment de l'incision des téguments. Néanmoins l'opération est terminée sans qu'il soit nécessaire de faire une nouvelle injection. L'hémorragie est *assez abondante* et cesse d'elle-même avant la fin de l'opération.

Une seconde injection de 4 cc. de solution de stovaïne est poussée sous la peau, à la périphérie de la bande cicatricielle à enlever.

L'anesthésie dans ce cas est complète, la solution ayant parfaitement pénétré dans les tissus. L'excision du lambeau, la suture des lèvres sont faites sans que la malade éprouve de douleur.

L'hémorragie en nappe est abondante, comme dans toutes les plaies de la face, mais elle cesse avant la suture des bords de la plaie.

Guérison.

OBSERVATION IX (*In* thèse Dion.)

G. B..., 70 ans. Ectropion sénile de la paupière inférieure droite. Même traitement que pour le précédent malade.

Injection sous-conjonctivale de 1 cc. de stovaïne à la même dose. La conjonctive bulbaire a d'abord été anesthésiée avec la stovaïne à 5 %.

Cautérisation linéaire perpendiculairement au bord palpébral.

Le malade n'a pas souffert.

Il n'y a pas d'hémorragie.

OBSERVATION X (Lagrange.)

H. O..., 23 ans, atteint d'ophtalmie granuleuse ancienne, ayant une poussée d'ophtalmie purulente gonococcique. Blépharospasme intense.

Canthoplastie du côté gauche pratiquée par M. le docteur Aubaret.

On injecte dans l'angle externe gauche 1 cc. de solution de stovaïne à 1 %.

Immédiatement après, la section de l'angle externe est pratiquée et ne détermine pas de douleur.

La plaie saigne *avec abondance.*

La dissection du cul-de-sac sous-conjonctival est légèrement douloureuse.

Au bout de 6 minutes, suture. La peau est insensible.

OBSERVATION XI (inédite)

(Due à l'obligeance du Dr Serini.)

A. C..., 24 ans, originaire du Caire, ancien granuleux, présente un trichiasis prononcé de la paupière supérieure gauche.

Le 10 mai 1906, opération du trichiasis, procédé de Panas.

L'anesthésie générale n'ayant pas été acceptée, l'anesthésie locale par la stovaïne est pratiquée.

Plusieurs instillations de stovaïne en solution aqueuse à 4 % précèdent et suivent la préparation du champ opératoire. Injection hypodermique de quelques gouttes de stovaïne à 1 % dans le sérum physiologique. Rien à signaler de particulier dans la technique employée pour l'anesthésie. La tension de la paupière supérieure, produite par le soulèvement méthodique de celle-ci, est plutôt pénible et le malade s'en plaint.

Par contre, l'incision du plan musculo-cutané et la dissection des deux lèvres de l'incision, l'inférieure pour dédoubler le bord libre et la supérieure pour mettre à nu le tarse et son ligament suspenseur ne provoquent aucune douleur. L'écoulement du sang est *assez abondant*. L'opération est bien conduite et les deux temps suivants : section du tarse et points de sutures sont parfaitement tolérés.

OBSERVATION XII (Inédite) (Dr Scrini.)

X...., **22** ans, présente sur la paupière de l'œil droit un chalazion proéminent du côté de la peau et de la grosseur d'un pois.

Le 9 juin 1906 extirpation par la voie cutanée. Instillation de 3 à 4 gouttes de stovaïne en solution aqueuse à 4 % dans le cul-de-sac conjonctival. Préparation du champ opératoire, puis nouvelle instillation de 3 gouttes du même collyre. Injection hypodermique, suivant la méthode de Reclus, de quelques gouttes de stovaïne à 1 % dissoute dans le sérum physiologique.

L'application de la pince de Desmarres n'est pas sensible, mais la pression exercée par elle est douloureuse, désagréable. L'incision de la peau, la dissection et l'extirpation en totalité de la tumeur, tous ces différents temps sont pratiqués aisément sans donner lieu à aucune douleur.

Le malade a dit n'avoir rien senti.

OBSERVATION XIII (Inédite)
(Due à l'obligeance du Dr Genèt.)

V...., **25** ans, étudiant en médecine, petit chalazion suppuré du bord ciliaire de la paupière inférieure. Instillation de 6 gouttes de stovaïne à 4 %. Incision non perçue. Curettage indolore. Pas d'hémorragie. Aucun trouble consécutif dans la vision. Un bandeau occlusif ne fut pas même nécessaire.

Chirurgie de la cornée.

OBSERVATION XIV (inédite) (Dr Scrini.)

X..., 8 ans, corps étranger de la cornée dans l'œil droit, qui est larmoyant, injecté et photophobe. Trois instillations successives et espacées de 4 houttes d'un collyre aqueux de stovaïne à 4 %.

L'écarteur des paupières est inutile, l'enfant restant calme. Le corps étranger est enlevé sans difficulté à l'aide de la curette de Meyer.

OBSERVATION XV (inédite) (Dr Scrini.)

C..., 28 ans, menuisier, accuse le 28 septembre 1906 du larmoiement de la photophobie de l'œil droit qui est injecté. Douleurs exaspérées à chaque mouvement de la paupière supérieure.

L'examen révèle la présence d'un corps étranger siégeant vers le centre de la cornée. Trois instillations de stovaïne à 4 % (6 gouttes chaque fois) apportent un grand soulagement au malade. Six minutes après la première instillation au collyre anesthésique, extraction du corps étranger à l'aide de l'aiguille de Bowmann, le malade n'a rien ressenti.

OBSERVATION XVI (inédite) (Dr Scrini.)

X..., 35 ans, présente dans le tissu cornéen de l'œil gauche une paillette de fer qui se trouve enclavée.

Trois instillations, chacune de 5 gouttes, du collyre à 4 %
produisent une anesthésie parfaite. Bien qu'il ait fallu répéter deux fois la manœuvre de l'extraction du corps étranger
et racler ensuite la région où il était incrusté, le patient ne
s'est plaint à aucun moment.

Chirurgie de la conjonctive.

Observation XVII (inédite) (Dr Genét.)

D... S..., 34 ans. Kyste lymphatique siégeant au niveau de
la conjonctive bulbaire, dans l'angle interne l'œil gauche.

Instillation de 6 gouttes de stovaïne à 4 %.

Le malade ne se plaint pas. La conjonctive rougit légèrement. Excision indolore accompagnée d'une hémorragie
assez abondante.

Observation XVIII (inédite) (Dr Genét.)

X..., 40 ans. Leucome réchauffé. Injection sous-conjonctivale, après instillation de 6 gouttes de stovaïne à 4 %, de
5 gouttes de cyanure de Hg, auxquelles on avait ajouté
3 gouttes d'une solution de stovaïne à 1 %. Le malade ressentit une légère douleur au moment de l'injection. Au bout
de peu de temps l'analgésie était complète.

Quelques jours après, au lieu de stovaïne, on se servit
d'autres anesthésiques, même de cocaïne. Le malade nous
a dit avoir souffert plus longtemps, et réclama dès lors la
stovaïne.

Observation XIX (Fromaget.)

Mlle N... Kératite vasculaire scrofuleuse double.

Instillation de stovaïne à 5 % dans l'œil droit et injection
sous-conjonctivale de 1 cc. de stovaïne à 1 %. Une péritomie
est pratiquée.

L'anesthésie de la cornée et de la conjonctive est complète. Aucune douleur pendant l'opération.

Hémorragie moyenne.

OBSERVATION XX (*in* thèse Dion.)

Mme H..., 45 ans. Présente à l'œil gauche, du côté nasal, un ptérygion.

Avant de pratiquer l'excision, on instille dans l'œil 6 gouttes de stovaïne à 5 %. L'anesthésie cornéenne devient complète au bout de 45 secondes, l'anesthésie conjonctivale au bout de 4 minutes seulement.

Puis on injecte 1/2 cc. de stovaïne à 1 %, sous le ptérygion qui est excisé de suite, sans aucune douleur.

L'hémorragie est peu abondante.

L'insensibilisation a été parfaite.

Opération du strabisme.

OBSERVATION XXI (Inédite) (Dr Scrini.)

R. S..., âgée de 9 ans. Strabisme concomitant interne de 25° remontant à la naissance. L'œil droit est emmétrope et possède une acuité visuelle normale. L'œil gauche, légèrement hypermétrope, a une vision de 1/8 non améliorable par les verres.

Une double ténotomie est pratiquée.

O. D. Instillation de quelques gouttes de stovaïne à 4 %. Toilette du champ opératoire. Seconde et troisième instillations. Application du blépharostat.

Irrigation des culs-de-sac conjonctivaux avec une solution antiseptique de biiodure de Hg (formule de Panas). La fillette contracte les paupières. Quand celles-ci sont ouvertes, le pincement de la conjonctive et l'injection sous-conjonctivale de quelques gouttes d'une solution de stovaïne à 1 % provoquent de la douleur.

Division de la conjonctive. Dissection à petits coups de ciseaux du tissu sous-conjonctival ainsi que la mise à nu du tendon du droit interne sont supportées. Il n'en est pas de même de l'engagement du crochet à strabisme dans la boutonnière conjonctivale et du chargement du muscle. Cette manœuvre est douloureuse même avec la cocaïne.

La section du tendon au ras de la sclérotique l'est beaucoup moins et la fillette paraît ne pas sentir les points de suture pour la réunion des lèvres de la boutonnière conjonctivale.

Rien de particulier à signaler au sujet de l'écoulement du sang. On ne peut pas dire qu'il ait été abondant.

La ténotomie de l'œil gauche est pratiquée dans les mêmes conditions. L'opérée se plaint de souffrir surtout au moment de la rotation du crochet en vue du chargement du muscle.

Observation XXII (Inédite) (Dr Scrini.)

J. E...., atteint d'un strabisme concomitant interne de 30° dont le début est fixé par les parents à l'âge de 10 mois. Astigmatisme hypermétropique plus prononcé à gauche. La vision des deux yeux est égale à 1/2.

O. D. Trois instillations successives de quelques gouttes d'un collyre aqueux de stovaïne à 4 %. Après la première instillation, le champ opératoire est préparé et la dernière est suivie de 2 à 3 minutes après de l'application du blépharostat, désagréable au petit malade, du lavage antiseptique des culs-de-sac conjonctivaux et d'une injection sous-conjonctivale de stovaïne en solution à 1 % dans le sérum physiologique.

Des quatre temps de l'opération savoir: la section de la conjonctive, la saisie de tendon sa section et les points de suture, seul le deuxième est pénible et douloureux. A ce moment, en effet, le petit garçon se plaint « qu'on le fait souffrir ».

L'œil gauche anesthésié à la cocaïne avec des solutions de même concentration que celles de stovaïne ne supporte pas mieux l'intervention. La pénétration du crochet à strabisme, son glissement sous le muscle, la recherche de celui-ci et sa traction aussi légère qu'elle soit, toutes ces manœuvres sont douloureuses et le malade pousse des cris.

Il ne paraît pas y avoir de différence marquée bien nette entre l'action des deux anasthésiques locaux.

Observation XXIII (inédite) (Dr Scrini.)

X..., 13 ans 1/2, strabisme concomitant interne et alternant est de 30°. Les parents le font remonter à l'âge de 8 ans, après une coqueluche qui aurait duré trois mois. Astigmatisme hypermétropique des deux yeux dont l'acuité visuelle est de 1/3.

L'œil gauche est anesthésié à la cocaïne, l'œil droit à la stovaïne. Les solutions des deux anesthésiques sont au même titre aussi bien pour celles dont on fait des instillations que pour celles destinées à l'injection sous-conjonctivale. Même nombre d'instillations et même nombre de gouttes pour les deux yeux.

Le coup de ciseaux sectionnant la conjonctive, la pénétration des ciseaux à travers la boutonnière et la dissection, par petits coups, de tissu sous-conjonctival sont des deux côtés insensibles. La fillette toujours émotionnée reste indifférente.

Le débridement du tendon du droit interne tant de l'œil gauche que de l'œil droit ne donne lieu à aucune plainte. Mais sitôt que le crochet à strabisme, après avoir franchi la boutonnière conjonctivale va à la recherche du muscle et s'engage entre celui-ci et et la sclérotique la scène change.

La fillette se plaint tout aussi fortement pour l'un et pour l'autre œil. Le calme renaît après la section du tendon.

La vérification pour voir si toutes les fibres tendineuses
ont été bien coupées et les deux points de suture qui ter-
minent l'opération passent, pour ainsi dire, inaperçus.

Chirurgie de l'iris.

OBSERVATION XXIV (*in* thèse Dion.)

S. R..., 49 ans. Présente une plaie de la partie supérieure
de la cornée, avec enclavement de l'iris, résultant d'une
chute faite dix jours auparavant.

Une iridectomie est pratiquée pour débarrasser l'iris de
ses adhérences cornéennes. La conjonctive est conges-
tionnée.

Instillation de 6 gouttes d'adrénaline au 1/1000 et de
12 gouttes de stovaïne à 8 %.

La conjonctive, déjà injectée auparavant, reste conges-
tionnée malgré l'emploi de l'adrénaline.

L'opération est commencée au bout de 8 minutes.

L'iridectomie est peu douloureuse.

L'hémorragie est abondante.

Guérison.

OBSERVATION XXV (*in* thèse Dion.)

T. R..., 18 ans. A la suite d'un traumatisme ayant intéressé
la cornée, l'iris, la cristalloïde antérieure, le malade a présenté
de la cataracte traumatique et des symptômes d'iridocy-
clite.

Le cristallin étant demeuré transparent dans sa partie
inféro-interne, après disparition des phénomènes inflamma-
toires, une iridectomie a pu être pratiquée.

Instillation de 3 gouttes d'adrénaline et de 8 gouttes de
stovaïne à 8 %.

L'opération est commencée au bout de 6 minutes.

La section de la cornée est indolore.

L'iridectomie est *un peu douloureuse*.

Hémorragie très faible qui cesse aussitôt.

Suites de l'opération normales.

Opération de la cataracte.

OBSERVATION XXVI (De Lapersonne.)

Cataracte choroïdienne adhérente.

J.-M. F..., 43 ans.

Ancienne irido-choroïdite ayant débuté en 1896. Opéré à Lorient (iridectomie).

Ce malade présente actuellement une cataracte choroïdienne adhérente à l'œil droit.

Le tonus est diminué.

La projection lumineuse est bonne.

Opération. — 9 h. 45. Instillation de quelques gouttes de collyre à la cocaïne dans l'œil malade. Le malade n'éprouve aucune douleur.

Par comparaison, on instille dans l'œil gauche quelques gouttes de collyre à la stovaïne, le malade se plaint. La douleur est aussitôt calmée après instillation de trois ou quatre gouttes de collyre à la cocaïne. On applique de nouveau du collyre à la stovaïne. Pas de douleur.

9 h. 50. Lavage de l'œil indolore. Vaso-dilatation légère. On fait un lambeau cornéen au couteau de de Graefe. Pas de douleur.

9 h. 52. Tentative d'excision de la capsule antérieure à l'aide du kystitome. Tentative indolore, mais infructueuse à cause de l'épaississement de la capsule.

10 heures. Essai d'arrachement d'un lambeau capsulaire à l'aide de la pince capsulaire de Terson, sans résultat, mais indolore.

Extraction du cristallin en masse avec la curette et la spatule. Douleur légère.

10 h. 5. Fin de l'opération. Le malade dit n'avoir souffert qu'au dernier temps.

Thérapeutique médicale.

Observation XXVII (inédite) (Dr Scrini.)

A..., étudiant en pharmacie, reçoit dans une manipulation de l'acide azotique dans l'œil droit.

Paupières rouges, œdématiées, difficiles à écarter. Conjonctive très injectée. Chémosis. La cornée paraît indemne.

Une pommade dans laquelle la stovaïne et l'iodoforme furent associés amenda la douleur, le larmoiement et même la photophobie.

Observation XXVIII (inédite) (Dr Scrini.)

X..., homme de lettres, s'instille, par mégarde, dans l'œil quelques gouttes d'une solution aqueuse d'acide acétique.

Œdème des paupières. Eschare de la conjonctive. Cornée touchée.

La stovaïne en pommade a amené une sédation des douleurs. Guérison en vingt jours.

Observation XXIX

(Due à l'obligeance du Dr Paul Danjou.)

L. B..., 50 ans, cultivateur, présente un ulcère de la cornée de l'œil gauche.

Photophobie intense. Larmoiement.

Après l'application d'une pommade au précipité jaune et à

la stovaïne, il se produit une amélioration subjective manifeste.

Au bout de quelques jours, l'ulcère est en voie de guérison.
Cicatrisation.

OBSERVATION XXX (*In* thèse Dion.)

D. A..., 6 ans. Kératite phlycténulaire de l'œil droit. Un
collyre à la stovaïne est prescrit. Dès le soir, les symptômes
douloureux disparaissent.

Huit jours après, l'affection rétrocède très nettement.

CONCLUSIONS

I. La stovaïne est deux fois moins toxique que la
cocaïne. L'anesthésie qu'elle provoque sur tous les
tissus en général, sur l'œil en particulier, est
plus superficielle et moins durable. Elle est vaso-
dilatatrice, tandis que la cocaïne est vaso-constrictive.

II. Il importe de distinguer en ophtalmologie le mode
d'emploi de ces deux substances :
  a) Les instillations;
  b) Les injections.

1° Les *instillations* de cocaïne n'ont jamais provoqué que de rares incidents, d'ailleurs peu gra-
ves et très passagers, aussi l'opérateur a-t-il le
choix entre elle et la stovaïne, chacune de
ces substances présentant des qualités qui
créent pour son emploi des indications parti-
culières.

Les solutions de stovaïne sont plus stables, plus
facilement stérilisables, exerçant sur la pupille
et sur l'accommodation une action moindre
et plus passagère que les solutions de cocaïne :
elles ont un pouvoir antiseptique manifeste,
elles sont peu irritantes pour la cornée ; la
stovaïne est donc l'anesthésique de choix
pour les interventions qui portent sur les
paupières et la conjonctive, en particulier

sur la cornée, qui bénéficie en outre de la vaso-dilatation produite. On emploiera dans ces cas une solution à 4 p. 100.

La cocaïne, par l'anesthésie sûre, par la vaso-constriction qu'elle provoque, reste l'anesthésique de choix dans les opérations de la cataracte, ainsi que dans l'opération du strabisme.

2° En *injections* sous-cutanées et sous-conjonctivales, la cocaïne est d'un maniement dangereux. Aussi la stovaïne s'impose ici dans tous les cas: son pouvoir anesthésique, égale avec des doses un peu plus fortes celui de la cocaïne. La vaso-dilatation produite ne gêne que fort peu l'opérateur, qui par contre aura toute sécurité grâce à la faible toxicité stovaïnique. On emploiera la solution à 1 %, dans du sérum physiologique.

III. En *thérapeutique oculaire*, la stovaïne remplace avantageusement la cocaïne dans les lésions cornéennes. Dans les conjonctivites et l'iritis, la cocaïne doit être préférée.

BIBLIOGRAPHIE

I. — Cocaïne.

BARAU. — La cocaïne en chirurgie, ses accidents. Th. Paris, 1894-1895.

BRETON. — Accidents de la cocaïne. *Journal des praticiens*, 1902, p. 181.

BUTZBACH. — Thèse Nancy, 1890.

CHEVALLEREAU. — Accidents de la cocaïne. *France médicale*, 27 février 1877.

DELBOSC. — La cocaïne et ses dangers. Th. Paris, 1888-1889.

FALK. — Statistiques des accidents cocaïniques. *Thérapeutische Monatshefte*, 1890, p. 511.

SÉE (Germain). — Accidents cocaïniques. *Médecine moderne*, 1891.

IHRMANN. — Thèse Lyon, 1884-1885.

LABRY. — La cocaïne en ophtalmologie. Th. Paris, 1884-1885.

LÉPINE. — Dangers de la cocaïne. *Semaine médicale*, 22 mai 1889.

NICOLAS. — La cocaïne, étude synthétique. Th. Montpellier, 1884-1885.

POUCHET. — Leçons de pharmacodynamie, 1re série, p. 447.

RECLUS. — Les accidents de la cocaïne. *Revue de chirurgie*, 1889.

SCHMITT. — *Revue médicale de l'Est*, 1898.

SCIAKY. — La cocaïne en ophtalmologie. Th. Paris, 1884-1885.

SOULIER. — Traité de thérapeutique.

Tuffier. — Stérilisation des solutions de cocaïne. *Presse médicale*, 1901, p. 81 et 143.

Weinstein. — *Archives d'ophtalmologie*, juin 1906.

II. — Stovaïne.

Billon. — Communication à l'Académie de médecine, 20 mars 1904.

Blondeau. — Sur l'emploi de la stovaïne adrénalisée. *Journal de médecine et de chirurgie pratique*. Paris, 25 août 1905.

Brandt. — Th. Monatshefte, 8 fév. 1906, p. 171.

Braun. — Sur les nouveaux anesth. locaux.

Chaput. — La stovaïne, analgésique local, sa valeur comparée à la cocaïne. Soc. de biologie, 13 mai 1904.

De Lapersonne. — Un nouvel anesthésique local : la stovaïne. *Presse médicale*, 13 avril 1904.

Dion. — Thèse de Bordeaux, 1905.

Fourneau. — Sur quelques amino-alcools à fonction alcoolique tertiaire. Compte rendu à l'Acad. des sc., 21 mars 1904.

— Anesthésiques locaux. *Revue générale des sciences*, 30 sept. 1904.

— La stovaïne, anesthésique local. *Bulletin des sciences pharmacologiques*, n° 9, sept. 1904.

Fromaget et Dion. — Action mydriatique de la stovaïne. *Presse médicale*, 1er oct. 1905.

Gérard. — Revue des travaux parus sur la stovaïne, nouvel anesthésique local. *Journal de pharmacie et de chimie*, 15 sept. 1904.

Kendirdjy. — L'anesthésie chirurgicale par la stovaïne. (Masson et Cie, 1906.)

Launoy et Billon. — Sur la toxicité de la stovaïne. Acad. des sc. Paris, 13 mars 1904.

Piedallu. — Thèse Paris, 1905.

Pont. — A propos d'un nouvel anesthésique local. *Lyon médical*, mai 1904.

RECLUS. — Communication à l'Académie de médecine de Paris, 5 juillet 1904.

— Société de chirurgie, 12 octobre 1904.

— *Presse médicale*, 3 janvier 1906.

ROLLET. — Leçon de clinique inédite, 1906.

RUTHON. — Thèse de Paris, 1904.

SCRINI. — La stovaïne. *Archives d'ophtalmologie*, juin 1905.

— Précis de thérapeutique oculaire G. Steinheil, 1904.

BIBLIOTHÈQUE NATIONALE

TABLE DES MATIÈRES

	Pages
Introduction	3

PREMIÈRE PARTIE

Chapitre Iᵉʳ. — Étude chimique et physique	7
Chapitre II. — Étude physiologique générale	12

DEUXIÈME PARTIE

Action sur l'œil	27
A) Œil normal	27
Chapitre Iᵉʳ. — Action anesthésique	28
Chapitre II. — Effets secondaires sur l'appareil de la vision	37
B) Œil enflammé	45

TROISIÈME PARTIE

Étude clinique des indications de la cocaïne et de la stovaïne	47
Chapitre Iᵉʳ. — Chirurgie oculaire	47
Chapitre II. — Thérapeutique oculaire	52
Formulaire	83
Observations	56
Conclusions	73
Bibliographie	75

809 Lyon – Imp. Réunies (Delaroche et Schneider).

BIBLIOTHÈQUE NATIONALE

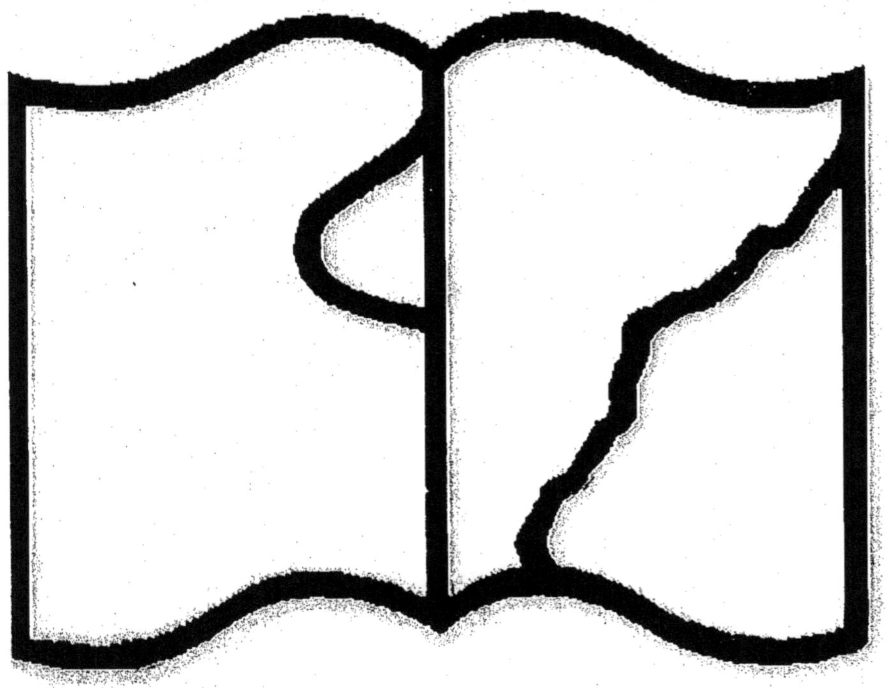

Texte détérioré - reliure défectueuse
NF Z 43-120-11

www.ingramcontent.com/pod-product-compliance
Ingram Content Group UK Ltd.
Pitfield, Milton Keynes, MK11 3LW, UK
UKHW020947140726
13695UKWH00003B/1259